Gripes e resfriados
Casa natural
Remédios

Dr. Harry Rusden

**Copyright © 2024 Dr.
Tudo bem reservado**

Índice

1. **Introdução**
   - Compreendendo o resfriado comum e a gripe
   - Importância dos remédios caseiros naturais

2. **Medidas Preventivas**
   - Aumentar a imunidade através de mudanças na dieta e no estilo de vida
   - Práticas de higiene para prevenir resfriados e gripes

3. **Remédios fitoterápicos**
   - Equinácea: benefícios e uso
   - Xarope de sabugueiro: um elixir que estimula o sistema imunológico
   - Alho: Antibiótico da Natureza
   - Gengibre: propriedades calmantes e antiinflamatórias

4. **Vitaminas e Suplementos**
   - Vitamina C: suporte imunológico e alívio de sintomas
   - Zinco: encurtando a duração do frio e reduzindo a gravidade
   - Vitamina D: Melhorando a Função Imunológica

5. **Hidratação e Calor**
   - Importância da Hidratação Adequada
   - Líquidos quentes: chás de ervas, caldos e sopas

6. **Terapia de Vapor e Inalação**
   - Inalação de Vapor com Óleos Essenciais
   - Irrigação Nasal com Solução Salina

7. **Descanse e Durma**
   - O poder curativo do descanso
   - Criando um ambiente confortável para dormir

8. **Umidificação**
   - Usando umidificadores para aliviar o congestionamento
   - Métodos naturais de umidificação

9. **Nutrição e Dieta**
   - Alimentos para comer durante resfriados e gripes
   - Alimentos a evitar

10. **Terapias Alternativas**
    - Acupuntura: Equilibrando o Fluxo de Energia
    - Homeopatia: tratamento individualizado para sintomas

11. **Exercício e Movimento**
    - Exercício suave para alívio dos sintomas
    - Yoga e alongamento para relaxamento

12. **Remédios caseiros para crianças**
    - Remédios seguros e eficazes para crianças
    - Dosagem e precauções

13. **Quando procurar atendimento médico**
    - Sinais de complicações
    - Consultar um profissional de saúde

14. **Conclusão**
    - Recapitulação dos pontos principais
    - Capacitando práticas de autocuidado para resfriados e gripes

Introdução

O resfriado comum e a gripe, muitas vezes chamados de gripe, são doenças respiratórias generalizadas causadas por vírus. Essas doenças podem atrapalhar a vida diária, causando sintomas como congestão, tosse, dor de garganta, fadiga e febre. Embora medicamentos vendidos sem receita sejam comumente usados para alívio, os remédios caseiros naturais oferecem alternativas eficazes com menos efeitos colaterais.

Compreender os princípios por trás dos remédios naturais para gripes e resfriados capacita os indivíduos a tomar medidas proativas no gerenciamento de sua saúde. Desde aumentar a imunidade através de ajustes na dieta e no estilo de vida até aproveitar as propriedades curativas de ervas e suplementos, este guia fornece informações abrangentes sobre abordagens holísticas para prevenção e alívio dos sintomas.

Ao incorporar estes remédios naturais nas rotinas diárias, os indivíduos podem minimizar o impacto das constipações e gripes, promovendo o bem-estar geral e a resiliência contra doenças sazonais. Este guia serve como um recurso valioso para aqueles que procuram estratégias seguras, acessíveis e eficazes para apoiar o sistema imunológico e aliviar os sintomas naturalmente.

Compreendendo o resfriado comum e a gripe

O resfriado comum e a gripe são doenças respiratórias causadas por vírus, mas diferem em gravidade, duração e sintomas específicos.

1. **Resfriado Comum** :
   - Geralmente causada por rinovírus, mas também pode ser desencadeada por outros vírus.
   - Os sintomas incluem nariz escorrendo ou entupido, espirros, dor de garganta, tosse, fadiga leve e, ocasionalmente, febre baixa.
   - Os sintomas do resfriado geralmente se desenvolvem gradualmente e são mais leves em comparação com os da gripe.
   - O tempo de recuperação varia, mas geralmente dura de alguns dias a uma semana.

2. **Influenza (Gripe)** :
   - Causada por vírus influenza (tipos A, B e raramente C).
   - Os sintomas são mais graves e de início súbito em comparação com um resfriado comum e podem

incluir febre alta, dores no corpo, calafrios, fadiga, dor de cabeça e tosse seca.
- Complicações como pneumonia, infecções sinusais e agravamento de condições médicas crônicas são mais comuns com a gripe.
- O tempo de recuperação pode variar de uma semana a várias semanas, dependendo da saúde do indivíduo e da gravidade da doença.

Compreender as diferenças entre essas doenças respiratórias é crucial para o manejo e tratamento adequados. Embora tanto a constipação como a gripe sejam contagiosas e se espalhem através de gotículas respiratórias, medidas preventivas e remédios naturais podem ajudar a reduzir o risco de infecção e a aliviar os sintomas de forma eficaz.

Importância dos remédios caseiros naturais

1. **Efeitos colaterais mínimos** : Os remédios naturais geralmente têm menos efeitos colaterais em comparação com medicamentos vendidos sem receita, tornando-os mais seguros para uso a longo prazo e adequados para indivíduos com sensibilidades ou alergias.

2. **Apoia o Sistema Imunológico** : Muitos remédios naturais atuam apoiando a resposta imunológica do corpo, ajudando a fortalecer a capacidade do sistema imunológico de combater vírus e infecções.

3. **Acessível e Acessível** : A maioria dos remédios naturais pode ser facilmente encontrada em residências ou comprada a preços acessíveis em lojas ou mercados locais, tornando-os acessíveis a uma ampla gama de indivíduos.

4. **Abordagem Holística** : Os remédios naturais geralmente adotam uma abordagem holística da saúde, abordando não apenas os sintomas, mas também os desequilíbrios subjacentes no corpo, promovendo o bem-estar geral.

5. **Personalizável** : Os remédios naturais podem ser adaptados às preferências e necessidades individuais, permitindo planos de tratamento personalizados que atendem a sintomas e condições de saúde específicos.

6. **Redução da Dependência de Medicamentos** : Ao incorporar remédios naturais nas rotinas diárias, os indivíduos podem reduzir a sua dependência de medicamentos,

levando a uma abordagem mais sustentável à gestão da saúde.

7. **Promove o autocuidado** : O uso de remédios naturais incentiva os indivíduos a assumirem um papel ativo em sua saúde e bem-estar, promovendo uma sensação de poder e autossuficiência.

8. **Ecologicamente correto** : Muitos remédios naturais são derivados de plantas e ervas, o que os torna alternativas ecologicamente corretas aos medicamentos sintéticos que podem ter uma pegada ecológica maior.

No geral, os remédios caseiros naturais oferecem uma abordagem suave mas eficaz para a gestão de doenças comuns, como constipações e gripes, promovendo a saúde e o bem-estar de uma forma sustentável e acessível.

Capítulo 1

Medidas Preventivas

1. **Aumentando a imunidade através de dieta e nutrição :**
   - Incorpore alimentos que estimulam o sistema imunológico, ricos em vitaminas (por exemplo, frutas, vegetais), minerais (por exemplo, zinco, selênio) e antioxidantes (por exemplo, frutas vermelhas, chá verde).
   - Mantenha uma dieta equilibrada para apoiar a saúde geral e a função imunológica.

2. **Práticas de Higiene :**
   - Lavar frequentemente as mãos com água e sabão por pelo menos 20 segundos, principalmente antes de comer, após usar o banheiro e após tossir ou espirrar.
   - Use desinfetante para as mãos com pelo menos 60% de álcool quando não for possível lavar as mãos.
   - Evite tocar no rosto, principalmente nos olhos, nariz e boca, para evitar a propagação de vírus.

3. **Etiqueta Respiratória Adequada :**
   - Cobrir boca e nariz com lenço de papel ou cotovelo ao tossir ou espirrar.

- Descarte adequadamente os lenços usados e lave as mãos imediatamente a seguir.
- Evite contato próximo com pessoas doentes e fique em casa se apresentar sintomas.

4. **Descanso e sono adequados** :
   - Priorize horários regulares de sono e tenha como objetivo 7 a 9 horas de sono de qualidade por noite para apoiar a função imunológica e a saúde geral.

5. **Gerenciamento de estresse** :
   - Pratique técnicas de redução do estresse, como meditação, exercícios de respiração profunda, ioga ou hobbies, para reduzir o impacto do estresse na função imunológica.

6. **Exercício Regular** :
   - Pratique atividade física moderada na maioria dos dias da semana para melhorar a função imunológica e o bem-estar geral.
   - Mantenha o distanciamento social e siga as orientações de segurança ao praticar exercícios em espaços públicos.

7. **Mantenha-se hidratado** :
   - Beba muitos líquidos, como água, chás de ervas e caldos, para se manter hidratado e apoiar a saúde das mucosas.

8. **Considerações Ambientais** :
   - Mantenha os ambientes internos bem ventilados para reduzir a concentração de vírus transportados pelo ar.
   - Limpe e desinfete regularmente superfícies tocadas com frequência, incluindo maçanetas, interruptores de luz e dispositivos eletrônicos.

Ao implementar estas medidas preventivas, os indivíduos podem reduzir o risco de contrair e espalhar vírus de constipações e gripes, promovendo um ambiente mais saudável para si e para os outros.

Aumentando a imunidade através de mudanças na dieta e no estilo de vida

1. **Dieta Rica em Nutrientes** :
   - Incorpore uma variedade de frutas, vegetais, grãos integrais, proteínas magras e gorduras saudáveis nas refeições diárias.

- Concentre-se em alimentos ricos em vitaminas e minerais que estimulam o sistema imunológico, incluindo vitamina C (frutas cítricas, pimentões), vitamina D (peixes gordurosos, alimentos fortificados), zinco (carnes magras, nozes, sementes) e selênio (castanha do Pará, frutos do mar).
- Limite os alimentos processados, os lanches açucarados e a ingestão excessiva de cafeína e álcool, que podem prejudicar a função imunológica.

2. **Hidratação** :
 - Beba uma quantidade adequada de água ao longo do dia para manter a hidratação e apoiar os processos naturais de desintoxicação do corpo.
 - Incorpore bebidas hidratantes como chás de ervas, água de coco e caldos caseiros na rotina diária.

3. **Exercício Regular** :
 - Pratique exercícios de intensidade moderada por pelo menos 30 minutos na maioria dos dias da semana para promover a circulação, reduzir a inflamação e apoiar a função imunológica.
 - Escolha atividades que você goste, como caminhar, correr, andar de bicicleta, ioga ou dançar, para tornar o exercício uma parte sustentável do seu estilo de vida.

4. **Gerenciamento de estresse** :
   - Pratique técnicas de redução do estresse, como exercícios de respiração profunda, meditação, atenção plena ou relaxamento muscular progressivo para reduzir os níveis de hormônio do estresse e apoiar a função imunológica.
   - Incorpore atividades para aliviar o estresse nas rotinas diárias, como passar tempo ao ar livre, ouvir música ou praticar hobbies criativos.

5. **Sono Adequado** :
   - Priorizar práticas de higiene do sono, incluindo o estabelecimento de um horário de sono consistente, a criação de uma rotina relaxante na hora de dormir e a otimização das condições do ambiente de sono (por exemplo, roupa de cama confortável, quarto escuro, temperatura moderada).
   - Tenha como objetivo 7 a 9 horas de sono de qualidade por noite para apoiar a função imunológica, a função cognitiva e o bem-estar geral.

6. **Limitar a exposição a toxinas** :
   - Minimizar a exposição a toxinas ambientais, como poluentes atmosféricos, produtos químicos domésticos e fumo de tabaco, que podem enfraquecer o sistema imunitário e aumentar a susceptibilidade a infecções.

- Use produtos de limpeza naturais, evite fumar e fumar passivamente e escolha produtos orgânicos sempre que possível para reduzir a exposição a toxinas.

Ao fazer essas mudanças na dieta e no estilo de vida, os indivíduos podem fortalecer o sistema imunológico, melhorar a saúde geral e reduzir o risco de contrair resfriados, gripes e outras infecções. Consistência e equilíbrio são fundamentais para manter a resiliência imunológica e o bem-estar a longo prazo.

Práticas de higiene para prevenir resfriados e gripes

1. **Lavagem frequente das mãos** :
   - Lavar as mãos com água e sabão por pelo menos 20 segundos, principalmente após tossir, espirrar, usar o banheiro ou tocar em superfícies comumente tocadas.
   - Use desinfetante para as mãos contendo pelo menos 60% de álcool se não houver água e sabão disponíveis.

2. **Evite tocar no rosto** :
 - Evite tocar nos olhos, nariz e boca com as mãos não lavadas, pois são pontos de entrada comuns para vírus.
 - Use um lenço de papel ou cotovelo para cobrir a boca e o nariz ao tossir ou espirrar para evitar a propagação de gotículas respiratórias.

3. **Desinfete superfícies tocadas com frequência** :
 - Limpe e desinfete regularmente superfícies de alto contato, como maçanetas, interruptores de luz, bancadas e dispositivos eletrônicos, usando desinfetantes aprovados pela EPA.
 - Preste especial atenção às superfícies partilhadas em áreas comuns e espaços de trabalho.

4. **Pratique Etiqueta Respiratória** :
 - Cubra a boca e o nariz com um lenço de papel ou cotovelo ao tossir ou espirrar para conter gotículas respiratórias e prevenir a propagação de vírus.
 - Descarte imediatamente os lenços usados e lave bem as mãos em seguida.

5. **Manter distância** :
   - Pratique o distanciamento social, mantendo-se a pelo menos 2 metros de distância de pessoas doentes ou que apresentem sintomas de doença.
   - Evite contato próximo, incluindo apertos de mão e abraços, com pessoas que possam ser contagiosas.

6. **Utilize Equipamento de Proteção Individual (EPI)** :
   - Use máscara ou cobertura facial em locais públicos, especialmente quando o distanciamento social não for possível, para reduzir a transmissão de gotículas respiratórias.
   - Substitua as máscaras regularmente e lave as máscaras reutilizáveis após cada utilização.

7. **Promova a higiene em espaços compartilhados** :
   - Incentivar práticas de limpeza e higiene em espaços compartilhados, como escolas, locais de trabalho e transporte público.
   - Disponibilizar desinfetante para as mãos e lenços de papel em locais acessíveis e incentivar a lavagem regular das mãos entre os indivíduos.

8. **Fique em casa quando estiver doente** :
   - Se sentir sintomas de resfriado ou gripe, fique em casa, longe do trabalho, da escola e de outros locais públicos para evitar a propagação da doença a outras pessoas.
   - Siga as diretrizes e recomendações de saúde locais para quando for seguro retornar às atividades normais.

Ao incorporar estas práticas de higiene nas rotinas diárias, os indivíduos podem minimizar o risco de contrair e espalhar constipações, gripes e outras infecções respiratórias, criando um ambiente mais saudável para si e para os outros.

Capítulo 2

Remédios fitoterápicos

1. **Equinácea (Echinacea purpurea):**
   - Conhecida por suas propriedades de reforço imunológico, a equinácea é frequentemente usada para reduzir a gravidade e a duração dos sintomas do resfriado.
   - Disponível em várias formas, incluindo cápsulas, comprimidos, tinturas e chás.
   - Melhor tomado no início dos sintomas para máxima eficácia.

2. **Sabugueiro (Sambucus nigra) :**
   - O xarope de sabugueiro é um remédio popular para gripes e resfriados devido aos seus efeitos antivirais e estimulantes do sistema imunológico.
   - Rico em antioxidantes, o sabugueiro pode ajudar a reduzir a inflamação e promover a saúde respiratória.
   - Disponível em xarope, cápsulas e pastilhas.

3. **Alho (Allium sativum) :**
   - O alho tem propriedades antimicrobianas naturais que podem ajudar a combater infecções e aumentar a função imunológica.

- Consumir alho cru ou suplementos de alho pode ajudar a prevenir e aliviar os sintomas de gripes e resfriados.
- Incorpore alho nas refeições ou tome suplementos de alho para obter melhores resultados.

4. **Gengibre (Zingiber officinale)** :
- O gengibre tem propriedades anti-inflamatórias e antivirais que podem ajudar a aliviar os sintomas de gripes e resfriados, incluindo dor de garganta e congestão.
- Beba chá de gengibre, mastigue gengibre cru ou adicione gengibre a sopas, refogados e smoothies para obter alívio.
- Suplementos de gengibre também estão disponíveis por conveniência.

5. **Hortelã-pimenta (Mentha piperita)** :
- A hortelã-pimenta contém mentol, que pode ajudar a aliviar a dor de garganta, reduzir a tosse e aliviar a congestão.
- Beba chá de hortelã-pimenta ou inale vapor de óleo essencial de hortelã-pimenta para alívio respiratório.
- Pastilhas e xaropes de hortelã-pimenta também estão disponíveis para alívio dos sintomas.

6. **Raiz de Alcaçuz (Glycyrrhiza glabra)** :
   - A raiz de alcaçuz possui propriedades antivirais e expectorantes que podem ajudar a aliviar tosse, dor de garganta e congestão respiratória.
   - Beba chá de raiz de alcaçuz ou tome suplementos de raiz de alcaçuz conforme indicado para suporte respiratório.
   - Evite raiz de alcaçuz se tiver pressão alta ou estiver grávida.

7. **Orégano (Origanum vulgare)** :
   - O orégano contém compostos como carvacrol e timol, que têm efeitos antimicrobianos e de reforço imunológico.
   - Beba chá de orégano, use óleo essencial de orégano na inalação de vapor ou adicione orégano fresco ou seco às refeições para suporte respiratório.

8. **Cúrcuma (Curcuma longa)** :
   - A cúrcuma contém curcumina, um composto com propriedades antiinflamatórias e antioxidantes que pode ajudar a aliviar os sintomas de resfriados e gripes.
   - Beba chá de açafrão, adicione açafrão a caril e sopas ou tome suplementos de açafrão para suporte imunológico e alívio dos sintomas.

Antes de usar remédios fitoterápicos, consulte um profissional de saúde, especialmente se você tiver algum problema de saúde subjacente ou estiver tomando medicamentos, para garantir segurança e eficácia.

Equinácea: benefícios e uso

A equinácea, derivada da planta coneflower roxa (Echinacea purpurea), é conhecida pelas suas propriedades de reforço imunitário e tem sido tradicionalmente utilizada para prevenir e aliviar sintomas de constipações, gripes e outras infecções respiratórias. Aqui estão seus benefícios e diretrizes de uso:

1. **Suporte Imunológico** :
   - A Equinácea estimula o sistema imunitário, aumentando a produção e a actividade dos glóbulos brancos, que desempenham um papel crucial no combate às infecções.
   - Contém compostos como alquilamidas, polissacarídeos e flavonóides que têm efeitos de melhoria do sistema imunológico.

2. **Redução da gravidade e duração dos sintomas** :
 - Estudos sugerem que a equinácea pode ajudar a reduzir a gravidade e a duração dos sintomas do resfriado quando tomada no início da doença.
 - Pode aliviar sintomas como dor de garganta, congestão, tosse e fadiga, ajudando os indivíduos a se recuperarem mais rapidamente.

3. **Propriedades Antivirais e Antioxidantes** :
 - A Echinacea apresenta propriedades antivirais que podem inibir a replicação dos vírus do resfriado e da gripe, ajudando a prevenir a propagação da infecção.
 - Possui também propriedades antioxidantes que protegem as células dos danos causados pelos radicais livres, promovendo a saúde e o bem-estar geral.

4. **Efeitos Antiinflamatórios** :
 - A equinácea tem efeitos antiinflamatórios que podem ajudar a reduzir a inflamação no trato respiratório, aliviando sintomas como congestão nasal e irritação na garganta.

5. **Diretrizes de uso** :
   - A Equinácea está disponível em diversas formas, incluindo cápsulas, comprimidos, tinturas e chás.
   - É melhor tomá-lo no início dos sintomas de resfriado para obter eficácia máxima.
   - Siga as instruções de dosagem fornecidas no rótulo do produto ou consulte um profissional de saúde para recomendações personalizadas.
   - Evite o uso prolongado de equinácea, pois pode diminuir a sua eficácia com o tempo.
   - Indivíduos com doenças autoimunes, alergias a plantas da família Asteraceae (como ambrósia) ou certas condições médicas devem consultar um profissional de saúde antes de usar equinácea.

No geral, a equinácea pode ser um remédio natural valioso para apoiar a função imunológica e aliviar os sintomas de gripes e resfriados. Quando usado de forma adequada, pode ajudar os indivíduos a aumentar as suas defesas contra infecções respiratórias e promover uma recuperação mais rápida.

Xarope de sabugueiro: um elixir que estimula o sistema imunológico

O xarope de sabugueiro, derivado dos frutos do sabugueiro (Sambucus nigra), é conhecido por suas propriedades de reforço imunológico e tem sido usado há séculos para prevenir e aliviar sintomas de resfriados, gripes e outras infecções respiratórias. Aqui está uma visão geral de seus benefícios e uso:

1. **Suporte Imunológico** :
   - O sabugueiro é rico em vitaminas A, B e C, além de flavonóides e antioxidantes, que ajudam a fortalecer o sistema imunológico e aumentar sua capacidade de combater infecções.
   - Foi demonstrado que as antocianinas encontradas no sabugueiro estimulam a produção de citocinas, proteínas que regulam a resposta imunológica.

2. **Propriedades Antivirais** :
   - O xarope de sabugueiro contém compostos que inibem a replicação dos vírus do resfriado e da gripe, evitando que se espalhem e causem doenças.
   - Estudos demonstraram que o xarope de sabugueiro pode ajudar a reduzir a duração e a gravidade dos sintomas de resfriado e gripe quando tomado no início da doença.

3. **Efeitos Antiinflamatórios** :
 - O sabugueiro tem propriedades anti-inflamatórias que podem ajudar a reduzir a inflamação no trato respiratório, aliviando sintomas como congestão nasal, dor de garganta e tosse.

4. **Rico em Antioxidantes** :
 - O sabugueiro contém antioxidantes, como a quercetina e a rutina, que ajudam a proteger as células dos danos causados pelos radicais livres e apoiam a saúde e o bem-estar geral.

5. **Diretrizes de uso** :
 - O xarope de sabugueiro está disponível comercialmente ou pode ser feito em casa usando sabugueiro seco, água e mel ou outros adoçantes.
 - Normalmente é recomendado tomar xarope de sabugueiro no início dos sintomas de resfriado ou gripe para obter eficácia máxima.
 - Siga as instruções de dosagem fornecidas no rótulo do produto ou consulte um profissional de saúde para recomendações personalizadas.
 - O xarope de sabugueiro pode ser tomado sozinho ou misturado com água, suco ou chá para obter uma bebida agradável e calmante.
 - Indivíduos com certas condições médicas ou alergias devem consultar um profissional de saúde antes de usar xarope de sabugueiro.

No geral, o xarope de sabugueiro é um elixir delicioso e eficaz para estimular o sistema imunológico que pode ajudar os indivíduos a prevenir e aliviar os sintomas de resfriados, gripes e outras infecções respiratórias. Quando usado como parte de um estilo de vida saudável, pode apoiar a função imunológica e promover o bem-estar geral.

Alho: Antibiótico da Natureza

O alho (Allium sativum) é reverenciado há séculos por suas potentes propriedades medicinais, o que lhe valeu o apelido de "antibiótico da natureza". Aqui está uma visão geral de seus benefícios e uso:

1. **Propriedades Antimicrobianas** :
   - O alho contém alicina, um composto de enxofre com poderosas propriedades antimicrobianas que pode ajudar a combater bactérias, vírus, fungos e parasitas.
   - A alicina é formada quando o alho é esmagado, picado ou mastigado, liberando seus benefícios terapêuticos.

2. **Suporte Imunológico** :
   - O alho estimula o sistema imunológico, aumentando a produção e a atividade dos glóbulos

brancos, que desempenham um papel crucial na defesa do organismo contra infecções.
- O consumo regular de alho pode ajudar a prevenir resfriados comuns, gripes e outras infecções respiratórias.

3. **Saúde Cardiovascular** :
- Foi demonstrado que o alho reduz a pressão arterial, reduz os níveis de colesterol e melhora a circulação sanguínea, reduzindo assim o risco de doenças cardíacas e derrames.
- Suas propriedades antiinflamatórias também podem ajudar a prevenir o desenvolvimento da aterosclerose e melhorar a função cardiovascular geral.

4. **Efeitos Antioxidantes** :
- O alho é rico em antioxidantes, como selênio e vitamina C, que ajudam a proteger as células dos danos oxidativos causados pelos radicais livres.
- Os antioxidantes desempenham um papel fundamental na redução da inflamação, no aumento da imunidade e na promoção da saúde geral e da longevidade.

5. **Diretrizes de uso** :
- Incorpore alho fresco regularmente nas refeições para colher seus benefícios à saúde. O alho

cru é o mais potente, mas o alho cozido ainda mantém muitas de suas propriedades medicinais.

- Suplementos de alho, incluindo cápsulas, comprimidos e extratos de alho, também estão disponíveis para quem prefere uma opção mais conveniente.

- Esmague ou pique o alho e deixe descansar alguns minutos antes de consumir para maximizar a formação de alicina.

- Comece com pequenas quantidades de alho e aumente gradualmente a ingestão para evitar desconforto digestivo ou odor forte.

6. **Precauções** :

- Alguns indivíduos podem ser alérgicos ao alho ou apresentar problemas gastrointestinais, azia ou mau hálito com o consumo excessivo.

- O alho pode interagir com certos medicamentos, incluindo anticoagulantes e medicamentos para HIV/AIDS, portanto consulte um profissional de saúde antes de usar suplementos de alho.

No geral, o alho é um remédio natural versátil e potente que pode ajudar a apoiar a função imunológica, promover a saúde cardiovascular e prevenir infecções. Incorporar alho regularmente em sua dieta pode contribuir para um corpo mais saudável e resistente.

Gengibre: Propriedades calmantes e antiinflamatórias

O gengibre (Zingiber officinale) é conhecido por suas propriedades calmantes e antiinflamatórias, o que o torna um remédio natural popular para diversas doenças. Aqui está uma visão geral de seus benefícios e uso:

1. **Efeitos Antiinflamatórios** :
   - O gengibre contém compostos bioativos como gingerol, shogaol e paradol, que possuem potentes propriedades antiinflamatórias.
   - Esses compostos ajudam a reduzir a inflamação no corpo, aliviando os sintomas de doenças como artrite, dores musculares e doenças inflamatórias intestinais.

2. **Suporte Digestivo** :
   - O gengibre é usado há séculos para ajudar na digestão e aliviar desconfortos gastrointestinais.
   - Ajuda a estimular a produção de saliva, promover a motilidade gástrica e reduzir náuseas e vômitos, tornando-o particularmente eficaz para

enjôos, enjôos matinais e náuseas induzidas por quimioterapia.

3. **Reforço imunológico** :
- O gengibre contém antioxidantes que ajudam a fortalecer o sistema imunológico e a proteger contra o estresse oxidativo.
- O consumo regular de gengibre pode ajudar a reduzir o risco de infecções, incluindo resfriados, gripes e doenças respiratórias.

4. **Propriedades calmantes** :
- O gengibre tem um efeito aquecedor e calmante no corpo, tornando-o benéfico para aliviar sintomas de resfriados, gripes e congestão respiratória.
- Pode ajudar a aliviar dores de garganta, tosse e congestão nasal, promovendo a circulação e soltando o muco.

5. **Alívio da dor** :
- O gengibre tem propriedades analgésicas que podem ajudar a reduzir a dor e o desconforto associados a dores de cabeça, cólicas menstruais e tensão muscular.
- Pode ser tão eficaz quanto os analgésicos convencionais em alguns casos, com menos efeitos colaterais.

6. **Diretrizes de uso** :
- Incorpore gengibre fresco nas refeições, ralando-o ou fatiando-o e adicionando-o a refogados, sopas, chás e smoothies.
- Beba chá de gengibre mergulhando fatias de gengibre fresco ou saquinhos de chá de gengibre em água quente para obter uma bebida calmante.
- Mastigue um pequeno pedaço de gengibre fresco ou chupe balas de gengibre para aliviar náuseas e indigestão.
- Suplementos de gengibre, incluindo cápsulas, comprimidos e extratos, também estão disponíveis para quem prefere uma dose mais concentrada.

7. **Precauções** :
- Embora o gengibre seja geralmente seguro para a maioria das pessoas, o consumo excessivo pode causar problemas digestivos ou interagir com certos medicamentos, incluindo anticoagulantes e medicamentos para diabetes.
- As mulheres grávidas devem consultar um profissional de saúde antes de usar suplementos de gengibre, especialmente em grandes quantidades.

No geral, o gengibre é um remédio natural versátil e eficaz que pode ajudar a aliviar a inflamação, ajudar na digestão, aumentar a imunidade e aliviar os sintomas de vários problemas de saúde. Incorporar gengibre em sua rotina diária pode promover a saúde e o bem-estar geral.

Capítulo 3

Vitaminas e Suplementos

1. **Vitamina C** :
   - Apoia a função imunológica e ajuda a reduzir a duração e a gravidade dos sintomas do resfriado.
   - Encontrado em frutas cítricas, morangos, kiwi, pimentão e suplementos.

2. **Zinco** :
   - Desempenha um papel na função imunológica e pode ajudar a reduzir a duração dos resfriados quando tomado no início dos sintomas.
   - Encontrado em mariscos, carnes, nozes, sementes e suplementos.

3. **Vitamina D** :
   - Apoia a função imunológica e pode reduzir o risco de infecções respiratórias.
   - Obtido através da exposição solar, peixes gordurosos, laticínios fortificados e suplementos.

4. **Equinácea** :
   - Remédio fitoterápico conhecido por suas propriedades de reforço imunológico e capacidade de reduzir os sintomas do resfriado.

- Disponível em várias formas, incluindo cápsulas, comprimidos, tinturas e chás.

5. **Sabugueiro** :
   - Rico em antioxidantes e flavonóides, o sabugueiro pode ajudar a aumentar a imunidade e reduzir a gravidade e a duração dos sintomas de gripes e resfriados.
   - Disponível em xarope, cápsulas e pastilhas.

6. **Alho** :
   - Contém compostos com propriedades antimicrobianas e de reforço imunológico que podem ajudar a prevenir e aliviar os sintomas de gripes e resfriados.
   - Consumido cru, cozido ou em forma de suplemento.

7. **Probióticos** :
   - Bactérias benéficas que apoiam a saúde intestinal e podem ajudar a fortalecer o sistema imunológico.
   - Encontrado em iogurte, kefir, chucrute e suplementos.

8. **Equinácea** :
- Remédio fitoterápico conhecido por suas propriedades de reforço imunológico e capacidade de reduzir os sintomas do resfriado.
- Disponível em várias formas, incluindo cápsulas, comprimidos, tinturas e chás.

9. **Sabugueiro** :
- Rico em antioxidantes e flavonóides, o sabugueiro pode ajudar a aumentar a imunidade e reduzir a gravidade e a duração dos sintomas de gripes e resfriados.
- Disponível em xarope, cápsulas e pastilhas.

10. **Alho** :
- Contém compostos com propriedades antimicrobianas e de reforço imunológico que podem ajudar a prevenir e aliviar os sintomas de gripes e resfriados.
- Consumido cru, cozido ou em forma de suplemento.

11. **Probióticos** :
- Bactérias benéficas que apoiam a saúde intestinal e podem ajudar a fortalecer o sistema imunológico.
- Encontrado em iogurte, kefir, chucrute e suplementos.

12. **Ácidos graxos ômega-3** :
   - Têm propriedades anti-inflamatórias que podem ajudar a reduzir a inflamação e apoiar a função imunológica.
   - Encontrado em peixes gordurosos, sementes de linhaça, sementes de chia e suplementos.

13. **Vitamina E** :
   - Um antioxidante que ajuda a proteger as células contra danos e apoia a função imunológica.
   - Encontrado em nozes, sementes, óleos vegetais e suplementos.

14. **Vitamina A** :
   - Essencial para a função imunológica e manutenção de membranas mucosas saudáveis.
   - Encontrado no fígado, ovos, laticínios e suplementos.

Ao considerar suplementos, é importante consultar um profissional de saúde para determinar a dosagem apropriada e garantir a compatibilidade com outros medicamentos ou condições médicas. Além disso, obter nutrientes a partir de uma alimentação balanceada é ideal sempre que possível.

Vitamina C: suporte imunológico e alívio de sintomas

A vitamina C, também conhecida como ácido ascórbico, é um poderoso antioxidante que desempenha um papel crucial no apoio à função imunológica e no alívio dos sintomas de infecções respiratórias, como resfriados e gripes. Aqui está uma visão geral de seus benefícios e uso:

1. **Suporte Imunológico** :
   - A vitamina C melhora a função de várias células do sistema imunológico, incluindo neutrófilos, linfócitos e fagócitos, que ajudam a defender o corpo contra infecções.
   - Estimula a produção de glóbulos brancos e anticorpos, componentes essenciais da resposta do sistema imunológico aos patógenos.

2. **Propriedades Antioxidantes** :
   - A vitamina C é um potente antioxidante que ajuda a proteger as células do estresse oxidativo causado pelos radicais livres.
   - Ao neutralizar os radicais livres, a vitamina C ajuda a reduzir a inflamação e apoia a função imunológica geral.

3. **Duração e gravidade reduzida dos sintomas** :
- Estudos demonstraram que a suplementação de vitamina C pode ajudar a reduzir a duração e a gravidade dos sintomas do resfriado.
- Pode ajudar a aliviar sintomas como congestão nasal, dor de garganta, tosse e fadiga, permitindo que os indivíduos se recuperem mais rapidamente.

4. **Produção aprimorada de colágeno** :
- A vitamina C é essencial para a síntese de colágeno, uma proteína estrutural que sustenta a pele, as mucosas e os tecidos conjuntivos.
- A ingestão adequada de vitamina C promove a cicatrização de feridas e fortalece as barreiras naturais do corpo contra patógenos.

5. **Diretrizes de uso** :
- A vitamina C é encontrada naturalmente em frutas e vegetais, incluindo frutas cítricas, morangos, kiwi, pimentão e folhas verdes.
- Também está disponível em forma suplementar, incluindo cápsulas, comprimidos, pós e comprimidos para mastigar.
- Durante a temporada de gripes e resfriados ou quando apresentar sintomas de infecções respiratórias, considere aumentar a ingestão de vitamina C por meio de dieta e suplementos.

- Siga as instruções de dosagem fornecidas no rótulo do produto ou consulte um profissional de saúde para recomendações personalizadas.

- Os suplementos de vitamina C são geralmente seguros para a maioria das pessoas quando tomados dentro das doses recomendadas, mas a ingestão excessiva pode causar problemas digestivos em alguns indivíduos.

6. **Precauções** :

- Indivíduos com certas condições médicas, como cálculos renais ou distúrbios de sobrecarga de ferro, devem consultar um profissional de saúde antes de tomar suplementos de vitamina C em altas doses.

- Mulheres grávidas e lactantes também devem procurar orientação médica antes de suplementar com vitamina C para garantir segurança para elas e para o bebê.

No geral, a vitamina C é um nutriente valioso para apoiar a função imunológica, reduzindo a gravidade e a duração dos sintomas do resfriado e promovendo a saúde e o bem-estar geral. Incorporar alimentos ricos em vitamina C na sua dieta e considerar a suplementação quando necessário pode ajudar a otimizar a saúde imunológica e a resiliência contra infecções respiratórias.

Zinco: encurtando a duração do frio e reduzindo a gravidade

O zinco é um mineral que desempenha um papel crucial em vários processos fisiológicos, incluindo a função imunológica. Aqui está uma visão geral de como o zinco pode ajudar a encurtar a duração e reduzir a gravidade dos resfriados:

1. **Suporte Imunológico** :
   - O zinco é essencial para o bom funcionamento das células imunológicas, incluindo células T, células B e células assassinas naturais, que ajudam a combater infecções.
   - Níveis adequados de zinco são necessários para manter uma resposta imunológica robusta e reduzir a suscetibilidade a infecções respiratórias como resfriados.

2. **Propriedades Antivirais** :
   - Foi demonstrado que o zinco tem efeitos antivirais diretos contra vírus causadores de resfriado, como rinovírus e coronavírus.

- Inibe a replicação viral e pode ajudar a prevenir a propagação de vírus no corpo, reduzindo a gravidade e a duração dos sintomas do resfriado.

3. **Duração de frio reduzida** :
   - Estudos descobriram que a suplementação de zinco pode ajudar a reduzir a duração dos resfriados quando tomada dentro de 24 horas após o início dos sintomas.
   - Pastilhas de zinco ou formulações de xarope contendo acetato de zinco ou gluconato de zinco são comumente usadas para esse fim.

4. **Alívio dos sintomas** :
   - O zinco também pode ajudar a aliviar os sintomas de resfriados, como congestão nasal, dor de garganta, tosse e espirros.
   - Possui propriedades mucolíticas que podem ajudar a soltar o muco e melhorar a função respiratória, facilitando a respiração.

5. **Diretrizes de uso** :
   - O zinco é encontrado naturalmente em vários alimentos, incluindo carne, marisco, nozes, sementes, laticínios e grãos integrais.
   - Os suplementos de zinco estão disponíveis em diferentes formas, incluindo comprimidos, cápsulas, pastilhas e xaropes.

- Ao usar pastilhas ou xarope de zinco para alívio de resfriados, é importante começar a tomá-los ao primeiro sinal de sintomas e continuar pelo período recomendado no rótulo do produto.
- Siga as instruções de dosagem fornecidas no rótulo do produto ou consulte um profissional de saúde para recomendações personalizadas.
- A ingestão excessiva de suplementos de zinco pode causar efeitos adversos, como náuseas, vômitos e diarreia, por isso é essencial seguir as doses recomendadas.

6. **Precauções** :
- Indivíduos com certas condições médicas, como doença de Wilson ou hemocromatose, devem consultar um profissional de saúde antes de suplementar com zinco.
- Mulheres grávidas e lactantes também devem procurar orientação médica antes de usar suplementos de zinco para garantir segurança para elas e para o bebê.

No geral, o zinco é um nutriente valioso para apoiar a função imunológica e reduzir a gravidade e a duração dos sintomas do resfriado. Incorporar alimentos ricos em zinco na sua dieta e considerar a suplementação quando necessário pode ajudar a melhorar a saúde imunológica e a resiliência contra infecções respiratórias.

Vitamina D: Melhorando a Função Imunológica

A vitamina D é uma vitamina solúvel em gordura que desempenha um papel crucial no apoio à função imunológica e à saúde geral. Aqui está uma visão geral de como a vitamina D pode melhorar a função imunológica:

1. **Regulação da resposta imunológica** :
   - A vitamina D desempenha um papel na modulação das respostas imunes inatas e adaptativas, ajudando a manter a homeostase imunológica e a prevenir a inflamação excessiva.
   - Melhora a função de várias células imunológicas, incluindo macrófagos, células T e células B, que desempenham papéis importantes no reconhecimento e eliminação de patógenos.

2. **Propriedades Antimicrobianas** :
   - Foi demonstrado que a vitamina D tem efeitos antimicrobianos diretos contra uma ampla gama de patógenos, incluindo bactérias, vírus e fungos.

- Ajuda a estimular a produção de peptídeos antimicrobianos, como catelicidina e defensinas, que podem destruir microrganismos invasores e proteger contra infecções.

3. **Reduzindo o risco de infecções respiratórias** :
    - Níveis adequados de vitamina D têm sido associados a um risco reduzido de infecções respiratórias, incluindo resfriados, gripes e pneumonia.
    - A deficiência de vitamina D tem sido associada a um aumento da suscetibilidade a doenças respiratórias, especialmente durante os meses de inverno, quando a exposição solar é limitada.

4. **Efeitos Antiinflamatórios** :
    - A vitamina D ajuda a regular a produção de citocinas pró-inflamatórias, reduzindo a inflamação e promovendo a tolerância imunológica.
    - Ao modular as respostas imunitárias, a vitamina D pode ajudar a prevenir condições inflamatórias crónicas e doenças autoimunes.

5. **Diretrizes de uso** :
    - A vitamina D é sintetizada pela pele após a exposição à luz solar, mas também pode ser obtida a partir de fontes alimentares e suplementos.

- Os alimentos ricos em vitamina D incluem peixes gordurosos (por exemplo, salmão, cavala, atum), gemas de ovo, laticínios fortificados e cereais fortificados.
- Os suplementos de vitamina D estão disponíveis em várias formas, incluindo cápsulas, comprimidos e gotas líquidas.
- A dose diária recomendada (RDA) de vitamina D varia dependendo da idade, sexo e outros fatores. Geralmente, é recomendado atingir níveis sanguíneos de 25-hidroxivitamina D (a forma circulante da vitamina D) entre 30-50 ng/mL para uma saúde ideal.
- Indivíduos com exposição solar limitada, tons de pele mais escuros, idosos e pessoas com certas condições médicas podem beneficiar da suplementação de vitamina D.

6. **Precauções** :
- Embora a toxicidade da vitamina D seja rara, a ingestão excessiva de suplementos de vitamina D pode levar à hipercalcemia (níveis elevados de cálcio no sangue) e outros efeitos adversos.
- É importante monitorizar regularmente os níveis de vitamina D e consultar um profissional de saúde para recomendações de suplementação personalizadas.

No geral, a vitamina D desempenha um papel crítico no aumento da função imunológica e na proteção contra infecções respiratórias. Garantir a ingestão adequada de vitamina D através da exposição à luz solar, fontes alimentares e suplementos pode ajudar a apoiar a saúde imunológica e o bem-estar geral.

Capítulo 4

Hidratação e Calor

1. **Hidratação** :
   - Beber uma quantidade adequada de água é essencial para manter os níveis de hidratação, apoiar a saúde geral e facilitar os processos naturais de desintoxicação do corpo.
   - A hidratação adequada ajuda a manter úmidas as membranas mucosas do trato respiratório, o que pode ajudar a prevenir irritações e desconforto associados a resfriados e gripes.
   - Procure beber pelo menos 8 a 10 copos de água por dia e aumente a ingestão de líquidos quando apresentar sintomas de infecções respiratórias para prevenir a desidratação.

2. **Líquidos Quentes** :
   - Consumir líquidos quentes, como chás de ervas, caldos, sopas e água morna com limão, pode proporcionar alívio calmante para dor de garganta, congestão nasal e tosse.
   - Os líquidos quentes ajudam a hidratar o corpo, soltar o muco e aliviar os sintomas respiratórios, promovendo relaxamento e melhorando a circulação.

- Adicionar ingredientes como gengibre, mel, limão e canela a bebidas quentes pode melhorar suas propriedades terapêuticas e fornecer suporte imunológico adicional.

3. **Umidade** :
- Usar um umidificador em casa, especialmente durante os meses de inverno, quando o ar interno tende a ser seco, pode ajudar a manter níveis ideais de umidade e prevenir o ressecamento do trato respiratório.
- O ar úmido pode acalmar as passagens nasais irritadas, reduzir a congestão e promover uma respiração mais confortável, principalmente para indivíduos com resfriados ou gripes.

4. **Calor** :
- Manter o corpo aquecido e uma temperatura ambiente confortável é importante para apoiar a função imunológica e prevenir a perda de calor durante os períodos de doença.
- Vestir-se em camadas, usar cobertores e permanecer em ambientes fechados e aquecidos pode ajudar a manter a temperatura corporal e promover conforto e relaxamento.
- Evitar a exposição a baixas temperaturas e correntes de ar pode ajudar a prevenir mais estresse

no sistema imunológico e exacerbação dos sintomas.

5. **Inalação de Vapor** :
 - Inalar o vapor de uma tigela de água quente ou de um inalador de vapor pode ajudar a hidratar as passagens nasais, eliminar a congestão e proporcionar alívio da pressão sinusal e da dor de cabeça.
 - Adicionar óleos essenciais como eucalipto, hortelã-pimenta ou óleo de tea tree ao vapor pode potencializar seus efeitos terapêuticos e promover conforto respiratório.

6. **Banhos Quentes** :
 - Tomar um banho quente com sais de Epsom, óleos essenciais ou bombas de banho pode ajudar a relaxar os músculos, reduzir o estresse e promover o bem-estar geral durante períodos de doença.
 - Adicionar ingredientes calmantes como aveia ou bicarbonato de sódio à água do banho pode ajudar a aliviar a irritação da pele e promover a hidratação.

Ao priorizar a hidratação e o calor, os indivíduos podem apoiar o sistema imunológico, aliviar os sintomas de infecções respiratórias e promover o conforto e o bem-estar geral durante a temporada de gripes e resfriados. Incorporar líquidos quentes, hidratação e técnicas de relaxamento nas rotinas diárias pode ajudar a aumentar a resiliência imunológica e facilitar a recuperação de doenças.

Importância da Hidratação Adequada

1. **Funcionamento corporal ideal** :
   - A hidratação adequada é essencial para manter o funcionamento ideal do corpo. A água desempenha um papel crítico em quase todos os processos corporais, incluindo digestão, circulação, regulação da temperatura e eliminação de resíduos.

2. **Saúde Celular** :
   - A água é o principal componente das células e tecidos do corpo. A hidratação adequada garante que as células recebam nutrientes essenciais e oxigênio, ao mesmo tempo que remove resíduos e toxinas, promovendo a saúde e a função celular.

3. **Hidratação das Membranas Mucosas** :
   - A hidratação adequada ajuda a manter as membranas mucosas do trato respiratório, do sistema digestivo e do trato urinário úmidas e lubrificadas. As membranas mucosas úmidas são

mais capazes de reter patógenos e prevenir infecções.

4. **Suporta função imunológica** :
   - Manter-se hidratado é crucial para apoiar a função imunológica. A água ajuda a transportar células imunológicas por todo o corpo e facilita a eliminação de patógenos e toxinas, reduzindo o risco de doenças e infecções.

5. **Desintoxicação** :
   - A hidratação é essencial para os processos adequados de desintoxicação do corpo. A água ajuda a eliminar toxinas, resíduos metabólicos e outras substâncias nocivas através da urina, do suor e dos movimentos intestinais, promovendo a saúde e o bem-estar geral.

6. **Função Cognitiva** :
   - A desidratação pode prejudicar a função cognitiva, levando à diminuição da concentração, fadiga e distúrbios de humor. Manter-se hidratado ajuda a manter a clareza mental, o estado de alerta e o desempenho cognitivo.

7. **Desempenho Físico** :
   - A hidratação adequada é crucial para o desempenho atlético e a resistência física. A

desidratação pode causar cãibras musculares, fadiga e diminuição do desempenho nos exercícios. Beber água antes, durante e depois da atividade física ajuda a manter os níveis de hidratação e otimizar o desempenho.

8. **Regulação da temperatura corporal** :
   - A água ajuda a regular a temperatura corporal, facilitando a produção e evaporação do suor, o que ajuda a resfriar o corpo durante períodos de estresse térmico ou esforço físico.

9. **Prevenção da Desidratação** :
   - A desidratação ocorre quando o corpo perde mais água do que ingere, causando sintomas como sede, boca seca, dor de cabeça, tontura e urina escura. A desidratação crônica pode ter consequências graves para a saúde e deve ser evitada mantendo uma ingestão adequada de líquidos.

10. **Saúde e bem-estar geral** :
    - A hidratação adequada é essencial para a saúde e o bem-estar geral. Apoia o funcionamento adequado dos órgãos, mantém o equilíbrio eletrolítico e promove vitalidade e longevidade.

Concluindo, manter-se adequadamente hidratado é crucial para manter uma saúde ideal, apoiar a função imunológica, promover a desintoxicação e melhorar o desempenho físico e cognitivo. É essencial beber água regularmente ao longo do dia e prestar atenção aos sinais de sede para garantir hidratação e bem-estar adequados.

Líquidos Quentes: Chás de Ervas, Caldos e Sopas

1. **Chás de Ervas** :
   - Chás de ervas, como camomila, gengibre, hortelã-pimenta e equinácea, oferecem alívio calmante para sintomas de gripes e resfriados.
   - O chá de camomila acalma os nervos e ajuda no sono.
   - O chá de gengibre reduz a inflamação e alivia as náuseas.
   - O chá de hortelã-pimenta alivia a congestão e ajuda na digestão.
   - O chá de equinácea aumenta a imunidade e reduz a severidade do resfriado.

2. **Caldos** :
   - Os caldos de frango ou de vegetais são hidratantes e ricos em nutrientes, fornecendo eletrólitos, vitaminas e minerais.
   - Os caldos acalmam dores de garganta, repõem nutrientes e apoiam a função imunológica.
   - Caldo quente conforta e nutre durante a doença.

3. **Sopas** :
   - Sopas quentes com vegetais, proteínas e ervas são refeições reconfortantes e curativas.
   - Canja de macarrão com frango hidrata, fornece nutrientes e reduz a inflamação.
   - Adicionar alho, cebola e açafrão melhora o suporte imunológico e a saúde respiratória.

4. **Água morna com limão e mel** :
   - Água morna com limão e mel acalma dores de garganta e tosse.
   - O limão fornece vitamina C e antioxidantes, enquanto o mel oferece propriedades antimicrobianas.
   - Adicionar gengibre ou canela melhora o sabor e os benefícios imunológicos.

5. **Dicas de uso** :
- Beba líquidos quentes regularmente ao longo do dia para hidratação e nutrição.
- Opte por caldos e sopas com baixo teor de sódio ou caseiros para uma nutrição ideal.
- Experimente ervas, especiarias e ingredientes para adaptar os líquidos quentes às preferências pessoais e necessidades de saúde.

Incorporar chás de ervas, caldos e sopas em sua dieta proporciona hidratação, conforto e suporte nutricional durante resfriados, gripes e infecções respiratórias. Essas bebidas aliviam os sintomas e promovem a função imunológica, auxiliando na recuperação mais rápida.

capítulo 5

Terapia a vapor e inalação

1. **Inalação de Vapor** :
   - A inalação de vapor envolve a inalação de ar quente e úmido para ajudar a aliviar a congestão e os sintomas respiratórios.
   - Ferva água em uma panela e retire do fogo. Incline-se sobre a panela com uma toalha enrolada na cabeça para reter o vapor e inspire profundamente pelo nariz por alguns minutos.
   - Como alternativa, use um inalador de vapor ou vaporizador facial para maior conveniência e distribuição direcionada de vapor às passagens nasais e à garganta.

2. **Benefícios** :
   - A umidade do vapor ajuda a hidratar e acalmar as passagens nasais, garganta e brônquios irritados, proporcionando alívio da congestão, pressão sinusal e tosse.
   - O vapor ajuda a soltar o muco e o catarro, facilitando a expulsão do trato respiratório e melhorando a respiração.
   - A inalação do vapor também pode ajudar a reduzir a inflamação e irritação nas vias

respiratórias, proporcionando conforto e promovendo relaxamento.

3. **Aditivos** :
- Adicionar óleos essenciais como eucalipto, hortelã-pimenta ou óleo de tea tree ao vapor pode aumentar seus efeitos terapêuticos.
- Esses óleos possuem propriedades antimicrobianas, descongestionantes e antiinflamatórias que podem aliviar ainda mais os sintomas respiratórios e promover a cura.

4. **Dicas de uso** :
- Realize sessões de inalação de vapor 2 a 3 vezes ao dia ou conforme necessário para aliviar os sintomas.
- Tenha cuidado para evitar queimaduras por vapor quente, especialmente em crianças pequenas ou indivíduos com pele sensível.
- Mantenha uma distância segura da fonte de vapor para evitar queimaduras ou escaldões acidentais.
- Se usar óleos essenciais, comece com uma pequena quantidade e dilua adequadamente para evitar irritações ou reações alérgicas.
- A terapia a vapor pode ser combinada com outros remédios caseiros, como chás de ervas, hidratação e descanso, para maior alívio dos

sintomas e recuperação mais rápida de infecções respiratórias.

Incorporar a terapia a vapor e a inalação em sua rotina de autocuidado pode proporcionar alívio eficaz da congestão, pressão sinusal e desconforto respiratório associado a resfriados, gripes e outras infecções respiratórias. Este remédio natural é fácil de usar e pode ser personalizado com óleos essenciais para obter benefícios terapêuticos adicionais.

Inalação de Vapor com Óleos Essenciais

1. **Preparação** :
    - Ferva água em uma panela ou use um vaporizador facial para produzir vapor. Retire do fogo e transfira a água quente para uma tigela resistente ao calor.
    - Adicione 2-3 gotas de óleo essencial à água quente. As escolhas populares incluem eucalipto, hortelã-pimenta, árvore do chá, lavanda e alecrim.

2. **Técnica de Inalação** :
    - Posicione-se confortavelmente sobre a tigela de água quente, garantindo uma distância segura para evitar queimaduras.

- Feche os olhos e coloque uma toalha sobre a cabeça para criar uma tenda, prendendo o vapor dentro dela.
- Inspire profunda e lentamente pelo nariz, permitindo que o vapor aromático penetre nas fossas nasais e no trato respiratório.

3. **Benefícios dos Óleos Essenciais** :
- Óleo de eucalipto: Atua como descongestionante, aliviando a congestão nasal e a pressão sinusal. Também possui propriedades antimicrobianas que podem ajudar a combater infecções respiratórias.
- Óleo de hortelã-pimenta: proporciona sensação refrescante e ajuda a limpar as vias nasais. Possui propriedades antivirais e antiinflamatórias que podem aliviar os sintomas respiratórios.
- Óleo da árvore do chá: Conhecido por suas propriedades antimicrobianas e de reforço imunológico, o óleo da árvore do chá pode ajudar a combater infecções respiratórias e acalmar vias aéreas inflamadas.
- Óleo de lavanda: Calmante e relaxante, o óleo de lavanda pode ajudar a reduzir o estresse e promover um sono reparador, o que é benéfico durante doenças.

- Óleo de alecrim: contém compostos que apoiam a saúde respiratória e podem ajudar a aliviar a tosse e a congestão.

4. **Considerações de Segurança** :
   - Tenha cuidado ao manusear óleos essenciais, pois são potentes e podem causar irritação na pele ou reações alérgicas em alguns indivíduos. Sempre dilua-os adequadamente antes de usar.
   - Comece com uma baixa concentração de óleo essencial e ajuste com base na preferência e tolerância pessoal.
   - Mantenha os óleos essenciais fora do alcance de crianças e animais de estimação e evite o contato com os olhos e mucosas.
   - Caso sinta alguma reação adversa ou desconforto, interrompa o uso imediatamente e procure orientação médica se necessário.

5. **Frequência e Duração** :
   - Realize a inalação de vapor com óleos essenciais 1 a 2 vezes ao dia ou conforme necessário para aliviar os sintomas respiratórios.
   - Cada sessão pode durar de 5 a 10 minutos, mas evite a exposição prolongada ao vapor para evitar desidratação ou irritação da pele.

Usar a inalação de vapor com óleos essenciais é uma maneira natural e eficaz de aliviar a congestão, a pressão sinusal e o desconforto respiratório durante resfriados, gripes e outras infecções respiratórias. Ele aproveita os benefícios terapêuticos do vapor e dos óleos essenciais para promover a saúde respiratória e o bem-estar.

Irrigação Nasal com Solução Salina

1. **Preparação** :
   - Prepare uma solução salina misturando 1 colher de chá de sal não iodado (como sal marinho ou sal kosher) com 2 xícaras de água morna destilada ou estéril. Certifique-se de que a água esteja devidamente esterilizada para evitar infecções.
   - Opcionalmente, adicione uma pitada de bicarbonato de sódio à solução salina para ajudar a acalmar as vias nasais e reduzir a irritação.

2. **Técnica de Irrigação Nasal** :
   - Fique sobre uma pia ou bacia e incline ligeiramente a cabeça para frente.
   - Insira delicadamente a ponta de um lota, frasco squeeze ou dispositivo de irrigação nasal em uma narina.

- Incline o dispositivo para que a solução salina flua para dentro da narina e saia pela narina oposta. Respire pela boca durante o processo.
- Permita que a solução salina flua livremente pelas passagens nasais, eliminando muco, alérgenos e irritantes. Evite engolir a solução salina.
- Repita o processo com a outra narina.

3. **Benefícios da Irrigação Nasal** :
- Limpa as passagens nasais: A irrigação nasal ajuda a remover o excesso de muco, alérgenos e irritantes das passagens nasais, proporcionando alívio da congestão e da pressão sinusal.
- Reduz a inflamação: A solução salina ajuda a acalmar os tecidos nasais inflamados e a reduzir o inchaço, facilitando a respiração.
- Hidrata as fossas nasais: A irrigação nasal hidrata as fossas nasais secas, aliviando o desconforto e evitando maiores irritações.
- Promove a saúde dos seios da face: A irrigação nasal regular pode ajudar a prevenir infecções dos seios da face e promover a saúde geral dos seios da face, mantendo as passagens nasais limpas e desobstruídas.

4. **Considerações de Segurança** :
   - Use apenas água estéril ou destilada para irrigação nasal para evitar a introdução de bactérias ou organismos nocivos nas vias nasais.
   - Certifique-se de que a solução salina esteja devidamente misturada na concentração correta para evitar irritação.
   - Evite irrigação nasal se tiver obstrução nasal grave, desvio de septo ou sangramento nasal recente, pois pode piorar essas condições.
   - Limpe e desinfete o lota ou dispositivo de irrigação nasal após cada uso para evitar crescimento bacteriano e contaminação.

5. **Frequência e Duração** :
   - A irrigação nasal pode ser realizada 1 a 2 vezes ao dia ou conforme necessário para aliviar a congestão nasal e os sintomas dos seios da face.
   - É seguro para uso regular e pode ser incorporado à sua rotina diária de higiene nasal, principalmente durante resfriados, alergias ou sinusites.

A irrigação nasal com solução salina é um método seguro e eficaz para aliviar a congestão nasal, pressão sinusal e outros sintomas nasais associados a resfriados, alergias e infecções sinusais. Ajuda a limpar as passagens nasais, reduzir a inflamação e promover a saúde dos seios da face, proporcionando alívio natural do desconforto nasal.

Capítulo 6

Descanse e Durma

1. **Importância do Descanso** :
   - O descanso é essencial para permitir que o corpo se recupere e cure durante períodos de doença, incluindo resfriados e gripes.
   - Reservar um tempo para descansar ajuda a conservar energia e recursos que podem ser redirecionados para combater infecções e apoiar a função imunológica.

2. **Promove a Cura** :
   - O descanso adequado permite ao corpo concentrar os seus recursos no combate aos agentes patogénicos e na reparação dos tecidos danificados, acelerando o processo de cicatrização.
   - O sono restaurador é particularmente importante para a função imunitária, pois aumenta a produção de células imunitárias e promove a vigilância imunitária contra agentes patogénicos.

3. **Reduz os sintomas** :
   - O descanso pode ajudar a aliviar os sintomas associados a gripes e resfriados, como fadiga, dores no corpo e febre.

- Reservar um tempo para descansar permite que o corpo se recupere e se recupere do estresse físico da doença, resultando em maior conforto e bem-estar.

4. **Suporta função imunológica** :
   - A privação crónica de sono pode enfraquecer o sistema imunitário e aumentar a susceptibilidade a infecções.
   - Priorizar o sono adequado durante a doença ajuda a apoiar a função imunológica e a otimizar a capacidade do corpo de combater os patógenos.

5. **Dicas para descansar e dormir** :
   - Ouça os sinais do seu corpo e priorize o descanso quando se sentir cansado ou indisposto.
   - Crie um ambiente de sono confortável e propício, garantindo um quarto fresco, escuro e silencioso.
   - Estabeleça um horário regular de sono e procure ter de 7 a 9 horas de sono de qualidade por noite.
   - Pratique técnicas de relaxamento, como respiração profunda, meditação ou alongamento suave antes de dormir para promover um sono reparador.

- Evite cafeína, álcool e aparelhos eletrônicos perto da hora de dormir, pois podem interferir na qualidade e duração do sono.

6. **Cochilando** :
- Cochilos curtos durante o dia podem proporcionar descanso e rejuvenescimento adicionais, especialmente quando você se sente cansado ou esgotado.
- Faça cochilos breves de 20 a 30 minutos para evitar perturbar os padrões de sono noturno.

7. **Procure atendimento médico** :
- Se os sintomas persistirem ou piorarem apesar das medidas adequadas de repouso e autocuidado, consulte um profissional de saúde para avaliação e tratamento adicionais.

Incorporar o descanso e priorizar o sono durante a doença é crucial para apoiar os processos naturais de cura do corpo, reduzir os sintomas e promover a recuperação geral. Ao permitir que o corpo descanse e recarregue as energias, os indivíduos podem aumentar a sua resiliência e reduzir a duração das constipações e gripes.

O poder de cura do descanso

O descanso não é apenas um luxo, mas um componente vital do processo de cura do corpo, especialmente durante períodos de doenças como resfriados e gripes. Veja como o descanso contribui para a cura:

1. **Conservação de Energia** : Quando o corpo está combatendo uma infecção, é necessária uma quantidade significativa de energia para montar uma resposta imunológica. O descanso permite que o corpo conserve energia que pode ser redirecionada para combater patógenos e apoiar a função imunológica.

2. **Reparação e regeneração celular** : Durante os períodos de descanso, o corpo prioriza a reparação e regeneração celular. Isso inclui reparar tecidos danificados, reabastecer reservas de energia esgotadas e remover resíduos acumulados durante a doença.

3. **Suporte ao sistema imunológico** : O descanso adequado desempenha um papel crucial no apoio à função imunológica. O sono, em particular, é essencial para a produção de células imunológicas e para a regulação das respostas

imunológicas. Ao descansar o suficiente, o corpo pode fortalecer suas defesas e defender-se de maneira mais eficaz contra patógenos invasores.

4. **Redução da Inflamação** : Foi demonstrado que o repouso reduz a inflamação no corpo, que é uma resposta comum à infecção. Ao minimizar a inflamação, o descanso pode ajudar a aliviar sintomas como dor de garganta, congestão e dores no corpo associadas a resfriados e gripes.

5. **Recuperação Avançada** : O sono restaurador, em particular, promove uma recuperação melhorada de doenças. O sono de qualidade permite que o corpo entre em estágios mais profundos do sono, onde ocorrem a reparação dos tecidos, a regulação hormonal e a otimização da função imunológica. Isso leva a uma recuperação mais rápida e a um melhor bem-estar geral.

6. **Redução do Estresse** : Descansar também ajuda a reduzir os níveis de estresse, o que pode ter um impacto significativo na função imunológica. Altos níveis de hormônios do estresse, como o cortisol, podem suprimir a atividade imunológica, tornando mais difícil para o corpo combater infecções. Reservar um tempo para descansar e

relaxar pode neutralizar esses efeitos e apoiar a saúde imunológica.

7. **Prevenção de complicações** : Ao permitir que o corpo descanse totalmente e se recupere de doenças, os indivíduos podem reduzir o risco de desenvolver complicações associadas a resfriados e gripes, como infecções secundárias ou doenças prolongadas.

Em resumo, o descanso é um aspecto fundamental do processo de cura do corpo. Ao priorizar o descanso durante a doença, os indivíduos podem apoiar o sistema imunológico, acelerar a recuperação e reduzir a gravidade dos sintomas associados a resfriados e gripes. Seja através de um sono adequado, relaxamento ou simplesmente de uma calma, abraçar o poder curativo do descanso é essencial para a saúde e o bem-estar geral.

Criar um ambiente confortável para dormir é essencial para promover um sono reparador, especialmente em períodos de doença, como resfriados e gripes. Aqui estão algumas dicas para criar um ambiente ideal para dormir:

1. **Controle de temperatura** :
   - Mantenha a temperatura do quarto confortavelmente fresca, entre 15 e 19 graus Celsius (60-67 graus Fahrenheit), para promover um sono reparador.
   - Use materiais de cama respiráveis, como lençóis e cobertores de algodão, para ajudar a regular a temperatura corporal e evitar o superaquecimento.

2. **Gerenciamento de Luz** :
   - Mantenha o quarto escuro e propício para dormir usando cortinas blackout ou persianas para bloquear a luz indesejada.
   - Minimize a exposição a dispositivos eletrônicos com telas brilhantes antes de dormir, pois a luz azul emitida pode atrapalhar o ciclo natural de sono-vigília do corpo.

3. **Redução de ruído** :
   - Minimize as interrupções de ruído usando tampões de ouvido ou máquinas de ruído branco para bloquear sons indesejados, como tráfego, vizinhos ou ruídos domésticos.
   - Se o ruído for inevitável, considere usar um ventilador ou uma paisagem sonora suave para mascarar ruídos perturbadores e promover relaxamento.

4. **Roupa de cama confortável** :
- Invista em um colchão confortável e travesseiros que proporcionem suporte e alinhamento adequados ao seu corpo.
- Escolha roupas de cama com tecidos macios e respiráveis, que sejam confortáveis na pele e promovam relaxamento.

5. **Aromaterapia** :
- Use óleos essenciais calmantes, como lavanda, camomila ou cedro, para criar uma atmosfera relaxante no quarto.
- Difunda óleos essenciais ou use um spray para travesseiro para infundir no ar aromas calmantes que promovem relaxamento e sono.

6. **Organizar e Organizar** :
- Mantenha o quarto limpo, sem bagunça e organizado para criar um ambiente sereno e calmo, propício ao sono.
- Remova distrações, como materiais relacionados ao trabalho, dispositivos eletrônicos e desordem do quarto, para promover relaxamento e reduzir o estresse.

7. **Rituais de Conforto** :
 - Estabeleça uma rotina relaxante na hora de dormir para sinalizar ao seu corpo que é hora de relaxar e se preparar para dormir.
 - Participe de atividades calmantes, como ler, alongar-se suavemente ou tomar um banho quente para promover relaxamento e facilitar o sono.

8. **Umidade ideal** :
 - Mantenha níveis ideais de umidade no quarto para evitar o ar seco que pode causar desconforto e perturbações do sono.
 - Use um umidificador ou desumidificador conforme necessário para ajustar os níveis de umidade e criar um ambiente confortável para dormir.

Ao implementar essas estratégias, você pode criar um ambiente de sono confortável e relaxante que promove um sono reparador e aumenta a capacidade do corpo de se recuperar de doenças. Priorizar a higiene do sono e criar um ambiente propício para dormir pode ajudar a apoiar a saúde e o bem-estar geral, especialmente durante períodos de doença.

Capítulo 7

Umidificação

A umidificação desempenha um papel crucial na criação de um ambiente de sono confortável e saudável, especialmente durante períodos de doenças como resfriados e gripes. Veja como a umidificação pode beneficiar o sono e o bem-estar geral:

1. **Hidrata o trato respiratório** : Os umidificadores adicionam umidade ao ar, ajudando a prevenir o ressecamento das vias nasais, garganta e pulmões. Isso pode aliviar sintomas como dor de garganta, congestão nasal e tosse, tornando mais fácil respirar e dormir confortavelmente.

2. **Alivia a Congestão** : O aumento da umidade pode ajudar a liberar o muco e a congestão no trato respiratório, facilitando a respiração e reduzindo o desconforto associado à congestão nasal e à pressão sinusal.

3. **Promove um sono confortável** : Os níveis ideais de umidade criam um ambiente de sono mais confortável, evitando o ar seco que pode causar irritação na pele, olhos secos e irritação na

garganta. Isso promove um sono mais profundo e reparador e reduz a probabilidade de acordar durante a noite devido ao desconforto.

4. **Previne o ressecamento** : O ar seco pode agravar os sintomas de infecções respiratórias e alergias, dificultando a recuperação de doenças. Os umidificadores ajudam a manter níveis adequados de umidade no ar, evitando ressecamento e irritação no trato respiratório e promovendo uma cicatrização mais rápida.

5. **Reduz o Ronco** : A umidificação adequada pode ajudar a reduzir o ronco, mantendo as vias aéreas úmidas e reduzindo a inflamação e congestão nas passagens nasais e na garganta. Isso pode levar a um sono mais tranquilo e reparador tanto para quem ronca quanto para seu parceiro de sono.

6. **Melhora a saúde da pele** : Os umidificadores podem beneficiar a saúde da pele, prevenindo o ressecamento e promovendo a hidratação. O ar adequadamente hidratado pode ajudar a manter a barreira natural de hidratação da pele, reduzindo o risco de pele seca e escamosa e promovendo uma tez saudável.

Ao usar um umidificador no quarto, é essencial seguir estas dicas para garantir uma umidificação segura e eficaz:

- Escolha o tipo certo: selecione um umidificador que atenda às suas necessidades e preferências, como névoa fria ou névoa quente, com base em fatores como clima, conforto pessoal e quaisquer problemas específicos de saúde.
- Mantenha a higiene adequada: Limpe e desinfete seu umidificador regularmente para evitar o crescimento de mofo, bactérias e outros microorganismos prejudiciais. Siga as instruções do fabricante para limpeza e manutenção.
- Monitore os níveis de umidade: Use um higrômetro para monitorar os níveis de umidade interna e ajuste as configurações do umidificador conforme necessário para manter os níveis ideais de umidade (idealmente entre 30-50% de umidade relativa).
- Posicione com cuidado: Coloque o umidificador em um local seguro e estável, longe do contato direto com paredes ou móveis, para evitar danos causados pela água e garantir a circulação adequada do ar.
- Use Água Destilada: Use água destilada ou desmineralizada em seu umidificador para evitar acúmulo de minerais e poeira branca. Isso pode

ajudar a manter a eficiência do umidificador e prolongar sua vida útil.

Ao incorporar a umidificação em seu ambiente de sono, você pode criar uma atmosfera mais confortável e propícia para um sono reparador e promover uma recuperação mais rápida de doenças.

Usar umidificadores é uma forma eficaz de aliviar a congestão e o desconforto associado a infecções respiratórias, como resfriados e gripes. Veja como os umidificadores podem ajudar:

1. **Hidratando o Ar** : Os umidificadores adicionam umidade ao ar, o que ajuda a prevenir o ressecamento das passagens nasais e da garganta. O ar úmido pode acalmar as membranas mucosas irritadas e reduzir a inflamação, facilitando a respiração e aliviando a congestão.

2. **Afrouxamento do muco** : O aumento da umidade pode ajudar a liberar o muco espesso e a congestão no trato respiratório. Isso torna mais fácil para o corpo expelir o muco ao tossir ou assoar o nariz, proporcionando alívio da congestão e promovendo uma respiração mais clara.

3. **Reduzindo a irritação** : O ar seco pode irritar o trato respiratório, exacerbando os sintomas de congestão, dor de garganta e tosse. Os umidificadores ajudam a manter níveis ideais de umidade no ar, evitando o ressecamento e reduzindo a irritação no nariz, garganta e pulmões.

4. **Promovendo uma respiração confortável** : Níveis adequados de umidade criam um ambiente respiratório mais confortável, especialmente para indivíduos com congestão nasal ou problemas respiratórios. O ar úmido pode ajudar a abrir as passagens nasais e as vias aéreas, permitindo uma respiração mais fácil e confortável.

5. **Melhorando a qualidade do sono** : O congestionamento pode interferir na qualidade do sono, causando desconforto e dificuldade para respirar, principalmente quando está deitado. Usar um umidificador no quarto pode ajudar a aliviar o congestionamento e promover uma respiração mais clara, levando a uma melhor qualidade de sono e noites mais tranquilas.

Ao usar um umidificador para aliviar o congestionamento, considere as dicas a seguir para obter eficácia e segurança ideais:

- Escolha o tipo certo: selecione um umidificador que atenda às suas necessidades e preferências, como névoa fria ou névoa quente, com base em fatores como clima, conforto pessoal e quaisquer problemas específicos de saúde.
- Limpe regularmente: Limpe e desinfete seu umidificador regularmente para evitar o crescimento de mofo, bactérias e outros microorganismos prejudiciais. Siga as instruções do fabricante para limpeza e manutenção para garantir uma operação segura e eficaz.
- Use Água Destilada: Use água destilada ou desmineralizada em seu umidificador para evitar acúmulo de minerais e poeira branca. Isso pode ajudar a manter a eficiência do umidificador e prolongar sua vida útil.
- Monitore os níveis de umidade: Use um higrômetro para monitorar os níveis de umidade interna e ajuste as configurações do umidificador conforme necessário para manter os níveis ideais de umidade (idealmente entre 30-50% de umidade relativa).
- Posicione com cuidado: Coloque o umidificador em um local seguro e estável, longe do contato direto com paredes ou móveis, para evitar danos causados pela água e garantir a circulação adequada do ar.

Ao usar um umidificador para aliviar a congestão, você pode criar um ambiente mais confortável e relaxante para a saúde respiratória e promover uma respiração mais clara durante períodos de doença.

Os métodos naturais de umidificação podem ajudar a aumentar a umidade do ar sem o uso de dispositivos eletrônicos. Aqui estão algumas maneiras naturais eficazes de umidificar sua casa:

1. **Plantas de Casa** :
   - Coloque plantas de interior em toda a sua casa para aumentar naturalmente os níveis de umidade. As plantas liberam umidade por meio de um processo chamado transpiração, que pode ajudar a umidificar o ar em espaços internos.
   - Escolha plantas que gostam de umidade, como lírios da paz, plantas-aranha, samambaias e orquídeas para maximizar os níveis de umidade.

2. **Recipientes de Água Abertos** :
   - Coloque tigelas rasas ou recipientes cheios de água perto de fontes de calor, como radiadores ou aquecedores. À medida que a água evapora, ela adiciona umidade ao ar, aumentando os níveis de umidade no ambiente.

- Você também pode colocar bandejas ou tigelas cheias de água em cima ou perto das saídas de aquecimento para facilitar a evaporação e a umidificação.

3. **Toalhas ou lençóis úmidos** :
- Pendure toalhas ou lençóis úmidos perto de fontes de calor ou em áreas com ar seco. À medida que a água evapora do tecido, ela libera umidade no ar circundante, aumentando os níveis de umidade.
- Certifique-se de torcer o excesso de água das toalhas ou lençóis para evitar gotejamentos e danos às superfícies.

4. **Use um potpourri de fogão** :
- Ferva uma panela com água no fogão e adicione ingredientes aromáticos, como rodelas de frutas cítricas, paus de canela, cravo ou ervas como alecrim e tomilho.
- À medida que a água evapora, ela libera umidade e um aroma agradável no ar, umedecendo naturalmente a sua casa e adicionando um aroma refrescante.

5. **Pendure a roupa para secar dentro de casa** :
- Pendure a roupa molhada para secar dentro de casa em vez de usar uma secadora. À medida que a

umidade evapora das roupas, aumenta os níveis de umidade no ambiente.

- Este método não só umedece o ar, mas também economiza energia, reduzindo a necessidade de uso do secador.

6. **Use uma fonte ambiente ou fonte de água** :

- Instale uma pequena fonte ou fonte de água em sua casa para criar uma fonte natural de umidade. O movimento da água e o som da água corrente podem adicionar um ambiente relaxante à sua sala, ao mesmo tempo que aumentam os níveis de umidade.

7. **Ventilação** :

- Abra janelas e portas durante o tempo úmido para permitir que a umidade do ar externo entre em sua casa. Isso pode ajudar a aumentar os níveis de umidade interna naturalmente, especialmente em áreas com alta umidade externa.

Ao incorporar esses métodos naturais de umidificação em sua casa, você pode aumentar os níveis de umidade do ar e criar um ambiente interno mais confortável e saudável, especialmente durante os meses secos de inverno ou em climas áridos

Capítulo 8

Nutrição e Dieta

1. **Importância da Nutrição** :
   - Uma dieta bem equilibrada desempenha um papel crucial no apoio à saúde geral e à função imunitária, o que é essencial para prevenir e controlar constipações e gripes.

2. **Nutrientes essenciais para a saúde imunológica** :
   - Vitamina C: encontrada em frutas cítricas, pimentões, morangos e folhas verdes, a vitamina C apoia a função imunológica e ajuda a reduzir a gravidade e a duração dos sintomas do resfriado.
   - Vitamina D: A exposição à luz solar, peixes gordurosos, laticínios fortificados e suplementos podem fornecer vitamina D, que é importante para a regulação imunológica e a saúde respiratória.
   - Zinco: As fontes incluem carnes magras, aves, frutos do mar, nozes, sementes e grãos integrais. O zinco ajuda a reduzir a duração e a gravidade dos sintomas do resfriado e apoia a função imunológica.
   - Ácidos graxos ômega-3: encontrados em peixes gordurosos, sementes de linhaça, sementes de chia e nozes, os ácidos graxos ômega-3 têm propriedades antiinflamatórias que podem ajudar a

reduzir a inflamação no corpo e apoiar a função imunológica.

3. **Alimentos Ricos em Antioxidantes** :
   - Incorpore alimentos ricos em antioxidantes, como frutas vermelhas, nozes, sementes, folhas verdes escuras e frutas e vegetais coloridos em sua dieta. Os antioxidantes ajudam a proteger as células dos danos causados pelos radicais livres nocivos e apoiam a saúde e a imunidade em geral.

4. **Hidratação** :
   - Beba muitos líquidos, incluindo água, chás de ervas, caldos e sopas, para se manter hidratado e apoiar a função imunológica adequada. A hidratação adequada ajuda a manter a integridade da membrana mucosa e apoia os mecanismos naturais de defesa do corpo.

5. **Alimentos Ricos em Proteínas** :
   - Inclua fontes magras de proteína, como aves, peixes, ovos, feijões, lentilhas, tofu e laticínios com baixo teor de gordura em sua dieta. A proteína é essencial para construir e reparar tecidos, incluindo aqueles envolvidos na função imunológica.

6. **Alho e Cebola** :
- Incorpore alho e cebola nas suas refeições, pois contêm compostos com propriedades antimicrobianas e estimulantes do sistema imunológico. Esses ingredientes podem ajudar a apoiar a função imunológica e reduzir o risco de infecções.

7. **Alimentos Probióticos** :
- Consumir alimentos ricos em probióticos, como iogurte, kefir, chucrute, kimchi e kombuchá para apoiar a saúde intestinal e a função imunológica. Os probióticos ajudam a manter um equilíbrio saudável de bactérias benéficas no intestino, que desempenham um papel crucial na regulação imunológica.

8. **Limitar açúcar e alimentos processados** :
- Minimize o consumo de lanches açucarados, bebidas e alimentos processados, pois a ingestão excessiva de açúcar pode suprimir a função imunológica e aumentar a suscetibilidade a infecções. Concentre-se em alimentos integrais e ricos em nutrientes para apoiar a saúde e a imunidade ideais.

9. **Ingestão moderada de álcool** :
   - Limite o consumo de álcool, pois a ingestão excessiva de álcool pode prejudicar a função imunológica e perturbar os padrões de sono, tornando mais difícil para o corpo combater infecções.

10. **Refeições e Lanches Balanceados** :
    - Procure refeições e lanches balanceados que incluam uma variedade de alimentos ricos em nutrientes de todos os grupos alimentares para garantir que você esteja recebendo vitaminas, minerais e antioxidantes essenciais para apoiar a saúde imunológica.

Ao priorizar uma dieta rica em nutrientes que inclua uma variedade de frutas, vegetais, proteínas magras, grãos integrais e gorduras saudáveis, você pode apoiar a função imunológica, promover a saúde geral e reduzir o risco de resfriados e gripes. Além disso, manter-se hidratado e minimizar o consumo de alimentos açucarados e processados pode reforçar ainda mais as defesas do corpo contra doenças.

Alimentos para comer durante resfriados e gripes:

1. **Caldos e Sopas** :
   - Canja de macarrão com frango, sopa de legumes ou caldo de osso são hidratantes e fornecem nutrientes essenciais para apoiar a recuperação. O líquido quente pode aliviar dores de garganta e proporcionar conforto.

2. **Frutas Cítricas** :
   - Laranjas, limões, toranjas e limas são ricos em vitamina C, que pode ajudar a estimular o sistema imunológico e reduzir a gravidade dos sintomas do resfriado.

3. **Bagas** :
   - Mirtilos, morangos, framboesas e amoras são repletos de antioxidantes que ajudam a combater infecções e reduzir a inflamação.

4. **Alho e Cebola** :
   - O alho e a cebola contêm compostos com propriedades antimicrobianas que podem ajudar a combater os vírus do resfriado e da gripe. Incorpore-os em sopas, ensopados e refogados para adicionar sabor e benefícios à saúde.

5. **Gengibre** :
- O gengibre tem propriedades antiinflamatórias e calmantes que podem ajudar a aliviar náuseas, dor de garganta e congestão. Desfrute de chá de gengibre ou adicione gengibre fresco a sopas e smoothies.

6. **Querida** :
- O mel tem propriedades antimicrobianas e pode ajudar a aliviar dores de garganta e tosse. Adicione mel aos chás de ervas ou consuma-o puro para obter alívio.

7. **Iogurte e Alimentos Probióticos** :
- Iogurte, kefir, chucrute e kimchi contêm probióticos que apoiam a saúde intestinal e a função imunológica. Escolha iogurte sem açúcar para obter os melhores benefícios à saúde.

8. **Cúrcuma** :
- A cúrcuma contém curcumina, composto com propriedades antiinflamatórias e antioxidantes. Adicione açafrão a sopas, caril ou leite dourado por seus benefícios de reforço imunológico.

9. **Folhas verdes** :
   - Espinafre, couve, acelga e outras folhas verdes são ricas em vitaminas, minerais e antioxidantes que apoiam a função imunológica e a saúde geral.

10. **Peixe Oleoso** :
    - Salmão, cavala e sardinha são ricos em ácidos graxos ômega-3, que possuem propriedades antiinflamatórias que podem ajudar a reduzir a inflamação e apoiar a saúde imunológica.

11. **Chá Quente com Limão e Mel** :
    - Chás de ervas como camomila, hortelã-pimenta e equinácea podem proporcionar hidratação e alívio calmante para sintomas de resfriado. Adicione limão para obter vitamina C e mel para obter propriedades antimicrobianas.

12. **Grãos Integrais** :
    - Grãos integrais como aveia, arroz integral, quinoa e cevada fornecem energia e nutrientes essenciais para apoiar a resposta imunológica do corpo durante a doença.

13. **Aves** :
    - Frango e peru contêm proteínas e aminoácidos essenciais que apoiam a função imunológica e promovem a recuperação. Desfrute

de cortes magros de aves em sopas, saladas ou sanduíches.

14. **Alimentos Picantes** :
- Alimentos picantes como pimenta, raiz-forte e mostarda podem ajudar a eliminar a congestão nasal e estimular a liberação de muco, proporcionando alívio dos sintomas do resfriado.

15. **Fluidos** :
- Mantenha-se hidratado bebendo bastante água, chás de ervas, caldos e bebidas ricas em eletrólitos, como água de coco, para apoiar a hidratação e a recuperação.

Incorporar esses alimentos ricos em nutrientes em sua dieta durante resfriados e gripes pode ajudar a apoiar a função imunológica, reduzir a inflamação e aliviar os sintomas, promovendo uma recuperação mais rápida e o bem-estar geral.

Alimentos a evitar durante resfriados e gripes :

1. **Alimentos e bebidas açucaradas :**
   - Evite lanches açucarados, doces, refrigerantes e bebidas açucaradas, pois podem suprimir a função imunológica e piorar a inflamação.

2. **Alimentos Processados :**
   - Limite o consumo de alimentos processados e embalados ricos em carboidratos refinados, gorduras prejudiciais à saúde e aditivos artificiais. Esses alimentos oferecem pouco valor nutricional e podem enfraquecer o sistema imunológico.

3. **Alimentos Fritos e Gordurosos :**
   - Evite alimentos fritos, fast food e lanches gordurosos, pois podem ser de difícil digestão e agravar os sintomas gastrointestinais, como náuseas ou indigestão.

4. **Álcool :**
   - Evite o álcool, pois pode desidratar o corpo, prejudicar a função imunológica e perturbar os padrões de sono, essenciais para a recuperação de doenças.

5. **Bebidas com Cafeína** :
   - Limite o consumo de bebidas com cafeína, como café, chá preto e bebidas energéticas, pois podem interferir na hidratação e perturbar o sono, causando fadiga e comprometimento da função imunológica.

6. **Laticínios (para alguns indivíduos)** :
   - Algumas pessoas podem achar que os laticínios agravam a congestão e a produção de muco durante resfriados e gripes. Se você sentir aumento de muco ou congestão após consumir laticínios, considere reduzir ou evitar laticínios temporariamente.

7. **Alimentos Picantes e Ácidos** :
   - Alimentos picantes, alimentos ácidos e condimentos como molho picante, vinagre e frutas cítricas podem irritar a dor de garganta ou agravar os sintomas gastrointestinais, por isso é melhor evitá-los se não estiver se sentindo bem.

8. **Excesso de Sal** :
   - Minimize o consumo de alimentos muito salgados, como batatas fritas, salgadinhos processados e sopas enlatadas, pois a ingestão excessiva de sal pode contribuir para a desidratação e agravar a inflamação.

9. **Grandes Refeições** :
   - Evite consumir refeições grandes e pesadas que possam prejudicar a digestão e os níveis de energia. Opte por refeições e lanches menores e mais leves, que sejam mais fáceis de digerir e forneçam energia constante ao longo do dia.

10. **Alimentos crus ou mal cozidos** :
    - Durante a doença, é melhor evitar alimentos crus ou mal cozidos, incluindo carnes, frutos do mar, ovos e laticínios não pasteurizados, para reduzir o risco de doenças de origem alimentar e distúrbios gastrointestinais.

11. **Temperos e temperos em excesso** :
    - Embora ervas e especiarias possam adicionar sabor e nutrientes às refeições, o uso excessivo de especiarias e temperos fortes pode irritar o trato digestivo ou agravar os sintomas de náusea ou indigestão.

12. **Cigarros e Produtos de Tabaco** :
    - Se você fuma, evite cigarros e produtos de tabaco durante resfriados e gripes, pois fumar pode piorar os sintomas respiratórios, prejudicar a função imunológica e retardar a recuperação de doenças.

Ao evitar esses alimentos e bebidas durante resfriados e gripes, você pode apoiar a função imunológica, reduzir a inflamação e aliviar os sintomas, promovendo uma recuperação mais rápida e o bem-estar geral. Em vez disso, concentre-se em consumir alimentos ricos em nutrientes e manter-se hidratado para apoiar os processos naturais de cura do seu corpo.

Capítulo 9

Terapias alternativas

As terapias alternativas podem complementar os tratamentos convencionais e ajudar a aliviar os sintomas de gripes e resfriados. Aqui estão algumas terapias alternativas a serem consideradas:

1. **Acupuntura** :
   - A acupuntura envolve a inserção de agulhas finas em pontos específicos do corpo para estimular o fluxo de energia e promover a cura. Pode ajudar a aliviar sintomas como congestão, dor de cabeça e dores no corpo associadas a resfriados e gripes.

2. **Fitoterapia** :
   - Remédios fitoterápicos, incluindo chás, tinturas e suplementos, podem apoiar a função imunológica e ajudar a aliviar os sintomas de resfriados e gripes. Ervas populares para resfriados e gripes incluem equinácea, sabugueiro, gengibre e raiz de alcaçuz.

3. **Homeopatia** :
   - Os remédios homeopáticos utilizam substâncias altamente diluídas para estimular os processos naturais de cura do corpo. Remédios

como Oscillococcinum e Arsenicum album são comumente usados para sintomas de resfriados e gripes.

4. **Aromaterapia** :
 - Aromaterapia envolve o uso de óleos essenciais para promover o bem-estar físico e emocional. A inalação, massagem e difusão de óleos como eucalipto, hortelã-pimenta, lavanda e árvore do chá podem ajudar a aliviar a congestão, aliviar a tensão muscular e apoiar o relaxamento durante a doença.

5. **Naturopatia** :
 - A medicina naturopática concentra-se em abordagens holísticas da saúde, incluindo nutrição, modificações no estilo de vida e terapias naturais. Os médicos naturopatas podem recomendar mudanças na dieta, suplementos, hidroterapia e outros tratamentos naturais para apoiar a função imunológica e aliviar os sintomas de resfriados e gripes.

6. **Tratamento Quiroprático** :
 - Os ajustes quiropráticos podem ajudar a melhorar o alinhamento da coluna vertebral e a função do sistema nervoso, o que pode apoiar a função imunológica e a saúde geral. Algumas

pessoas encontram alívio dos sintomas de gripes e resfriados por meio de ajustes quiropráticos.

7. **Medicina Tradicional Chinesa (MTC)** :
 - A MTC inclui modalidades como acupuntura, fitoterapia, ventosas e qigong para restaurar o equilíbrio e a harmonia do corpo. Os praticantes da MTC podem prescrever fórmulas fitoterápicas personalizadas e tratamentos de acupuntura para tratar os sintomas de gripes e resfriados com base em padrões individuais de desequilíbrio.

8. **Massoterapia** :
 - A massagem terapêutica pode ajudar a reduzir a tensão muscular, melhorar a circulação e promover o relaxamento durante a doença. Técnicas de massagem suave, como massagem sueca ou massagem de drenagem linfática, podem ajudar a aliviar os sintomas e apoiar os processos naturais de cura do corpo.

9. **Hidroterapia** :
 - A hidroterapia envolve o uso de água em diversas formas (como banhos quentes, banhos de vapor e duchas de contraste) para promover relaxamento, estimular a circulação e apoiar a desintoxicação. A hidroterapia pode ajudar a aliviar

a congestão, aliviar dores musculares e promover o bem-estar geral durante resfriados e gripes.

10. **Práticas Mente-Corpo** :
- Práticas mente-corpo, como ioga, tai chi, meditação e exercícios de respiração profunda, podem ajudar a reduzir o estresse, apoiar a função imunológica e promover o relaxamento durante a doença. Estas práticas também podem aumentar a resiliência e o bem-estar geral.

Ao considerar terapias alternativas para gripes e resfriados, é essencial consultar profissionais qualificados e informar seu médico sobre quaisquer tratamentos complementares que você esteja considerando. A integração de terapias alternativas com tratamentos convencionais pode fornecer uma abordagem holística para controlar os sintomas e promover a recuperação de gripes e resfriados.

A acupuntura é uma antiga prática de cura enraizada na medicina tradicional chinesa (MTC) que envolve a inserção de agulhas finas em pontos específicos do corpo para equilibrar o fluxo de energia, ou qi (pronuncia-se "chee"), ao longo dos caminhos dos meridianos. Veja como a acupuntura funciona para equilibrar o fluxo de energia:

1. **Sistema Meridiano** :
   - De acordo com a teoria da MTC, o corpo contém uma rede de meridianos, ou canais de energia, através dos quais o qi flui. Existem 12 meridianos principais, cada um associado a órgãos e funções corporais específicas.

2. **Qi e Saúde** :
   - Acredita-se que o Qi seja a força vital que anima o corpo e mantém a saúde e a vitalidade. Quando o qi fica bloqueado ou desequilibrado, pode causar dor, doença e disfunção.

3. **Pontos de Acupuntura** :
   - Os pontos de acupuntura são locais específicos ao longo dos meridianos onde o qi pode ser acessado e manipulado. Acredita-se que esses pontos correspondam a vários órgãos, tecidos e funções do corpo.

4. **Estimulação de agulha** :
   - A acupuntura envolve a inserção de agulhas finas e estéreis em pontos de acupuntura para estimular e regular o fluxo de qi. As agulhas são normalmente inseridas em profundidades variadas dependendo da condição do indivíduo e do efeito terapêutico desejado.

5. **Balancing Qi** :
   - A acupuntura visa restaurar o equilíbrio e a harmonia dentro do corpo, regulando o fluxo de qi. Dependendo da apresentação do indivíduo, a acupuntura pode tonificar o qi deficiente, dispersar o excesso de qi ou harmonizar desequilíbrios entre as energias yin e yang.

6. **Efeitos no Corpo** :
   - A acupuntura pode ter uma variedade de efeitos fisiológicos no corpo, incluindo:
   - Estimular a liberação de endorfinas e outros neurotransmissores, que podem ajudar a reduzir a dor e promover o relaxamento.
   - Modular a atividade do sistema nervoso autônomo, que regula funções como frequência cardíaca, digestão e resposta imunológica.
   - Aumentar o fluxo sanguíneo e a circulação para promover a cura e a reparação dos tecidos.
   - Regulação das respostas inflamatórias e imunológicas para apoiar a saúde e o bem-estar geral.

7. **Abordagem Holística** :
   - A acupuntura é frequentemente usada como parte de um plano de tratamento abrangente que pode incluir modificações na dieta, remédios fitoterápicos, mudanças no estilo de vida e outras

terapias complementares. Ao abordar os desequilíbrios no sistema energético do corpo, a acupuntura visa promover a saúde e a vitalidade ideais nos níveis físico, emocional e espiritual.

No geral, a acupuntura baseia-se no princípio de restaurar o equilíbrio e a harmonia do sistema energético do corpo para apoiar a saúde e o bem-estar. Através da estimulação suave dos pontos de acupuntura, a acupuntura pode ajudar a regular o fluxo de qi e aliviar uma ampla gama de sintomas e condições, incluindo aqueles associados a resfriados e gripes.

A homeopatia é um sistema holístico de medicina que utiliza substâncias altamente diluídas para estimular os processos naturais de cura do corpo. Central para a homeopatia é o princípio de "semelhante cura semelhante", o que significa que uma substância que causa sintomas em uma pessoa saudável pode ser usada para tratar sintomas semelhantes em alguém que não está bem. Veja como a homeopatia oferece tratamento individualizado para os sintomas:

1. **Abordagem Centrada no Paciente** :
   - A homeopatia leva em consideração os sintomas, características e experiências únicas de cada paciente. Os homeopatas conduzem entrevistas e avaliações completas para compreender os aspectos físicos, mentais e emocionais da saúde de uma pessoa.

2. **Correspondência de sintomas** :
   - Os remédios homeopáticos são selecionados com base no princípio da semelhança dos sintomas. O homeopata avalia a totalidade dos sintomas experimentados pelo paciente e seleciona um remédio que corresponda ao perfil de sintomas único da pessoa.

3. **Individualização do Tratamento** :
   - O tratamento homeopático é altamente individualizado, com diferentes remédios escolhidos para diferentes pacientes com base em seus sintomas específicos, constituição e estado geral de saúde. O que funciona para uma pessoa pode não funcionar para outra, mesmo que apresentem sintomas semelhantes.

4. **Potenciação** :
   - Os remédios homeopáticos são preparados por meio de um processo denominado potenciação, que

envolve diluição seriada e sucussão (agitação vigorosa). Este processo remove as propriedades materiais da substância original, mantendo sua essência energética ou potencial de cura.

5. **Dose Mínima** :
 - Os remédios homeopáticos são administrados em formas altamente diluídas e potencializadas, muitas vezes na forma de pastilhas de açúcar ou tinturas líquidas. O uso de doses mínimas reduz o risco de toxicidade e efeitos colaterais, ao mesmo tempo que maximiza os efeitos terapêuticos do remédio.

6. **Medicina Dinâmica** :
 - Os remédios homeopáticos atuam a nível energético para estimular a força vital do corpo ou a capacidade de cura inata. Em vez de suprimir os sintomas, a homeopatia visa apoiar os mecanismos de autocura do corpo e restaurar o equilíbrio e a harmonia.

7. **Resposta de autocura** :
 - Acredita-se que os remédios homeopáticos estimulam a resposta de autocura do corpo, desencadeando uma cascata de alterações fisiológicas e bioquímicas que promovem a cura e a resolução dos sintomas.

8. Cuidados Complementares e Integrativos
:
- A homeopatia pode ser usada isoladamente ou como parte de um plano de tratamento abrangente que pode incluir medicina convencional, modificações no estilo de vida, mudanças na dieta e outras terapias complementares. Os homeopatas geralmente trabalham em colaboração com outros profissionais de saúde para otimizar o atendimento ao paciente.

No geral, a homeopatia oferece tratamento individualizado para os sintomas, combinando remédios específicos com o perfil de sintomas único de cada paciente. Ao abordar as causas subjacentes das doenças e apoiar os mecanismos inatos de cura do corpo, a homeopatia visa promover a saúde e o bem-estar holísticos.

Capítulo 10

Exercício e Movimento

O exercício e o movimento desempenham papéis cruciais na manutenção da saúde geral e no apoio à função imunológica, o que pode ajudar a prevenir e aliviar os sintomas de resfriados e gripes. Veja como o exercício e o movimento contribuem para a saúde durante resfriados e gripes:

1. **Aumentando a função imunológica** :
   - Foi demonstrado que o exercício regular melhora a função imunológica, aumentando a circulação, promovendo a produção de células imunológicas e reduzindo a inflamação. Isso pode ajudar a fortalecer as defesas do corpo contra resfriados, gripes e outras infecções.

2. **Reduzindo o estresse** :
   - O exercício ajuda a reduzir os níveis de estresse ao liberar endorfinas, neurotransmissores que promovem sensações de bem-estar e relaxamento. Gerenciar o estresse é essencial para manter um sistema imunológico saudável e reduzir a suscetibilidade a doenças.

3. **Melhorando a saúde respiratória** :
- Exercícios aeróbicos moderados, como caminhada rápida, ciclismo ou natação, podem melhorar a função respiratória e a capacidade pulmonar. Isso pode ajudar a aliviar os sintomas de congestão e promover uma respiração mais clara durante resfriados e gripes.

4. **Melhorando a Circulação** :
- A atividade física aumenta o fluxo sanguíneo e a circulação por todo o corpo, fornecendo oxigênio e nutrientes aos tecidos e órgãos. A circulação melhorada pode apoiar os processos naturais de cura do corpo e ajudar na recuperação de doenças.

5. **Promovendo a desintoxicação** :
- Suar durante o exercício ajuda a eliminar toxinas do corpo através da pele. Isto pode apoiar a desintoxicação e a eliminação de resíduos, reduzindo potencialmente a duração e a gravidade da doença.

6. **Manter um peso saudável** :
- O exercício regular ajuda a manter um peso e uma composição corporal saudáveis, o que é importante para a saúde geral e a função imunológica. O excesso de peso corporal pode

aumentar o risco de doenças crónicas e prejudicar as respostas imunitárias.

7. **Melhorando o humor e a saúde mental** :
- O exercício tem efeitos de melhoria do humor e pode ajudar a aliviar os sintomas de depressão, ansiedade e estresse. Manter uma saúde mental positiva é importante para o bem-estar geral e a função imunológica.

8. **Melhorando a qualidade do sono** :
- A atividade física regular pode melhorar a qualidade e a duração do sono, o que é essencial para a função imunológica e a recuperação de doenças. Um sono restaurador adequado apoia as respostas imunológicas e aumenta a capacidade do corpo de combater infecções.

9. **Promovendo Drenagem Linfática** :
- Movimento e exercício ajudam a estimular a circulação linfática, facilitando a remoção de resíduos, toxinas e patógenos do corpo. Isso pode apoiar a função imunológica e reduzir o risco de infecção.

10. **Moderação e descanso durante a doença**:

- Embora o exercício regular seja benéfico para a saúde geral, é importante ouvir o seu corpo e descansar quando não se sentir bem. Durante resfriados e gripes, priorize movimentos suaves, como alongamento, ioga ou caminhadas curtas, e evite exercícios intensos ou extenuantes até estar totalmente recuperado.

Incorporar exercícios e movimentos regulares em sua rotina diária pode apoiar a função imunológica, promover a saúde geral e reduzir o risco de resfriados e gripes. Além disso, permanecer ativo durante a doença, ao mesmo tempo que prioriza o descanso e a recuperação, pode ajudar a aliviar os sintomas e apoiar os processos naturais de cura do corpo.

O exercício suave pode ser benéfico para o alívio dos sintomas durante gripes e resfriados, pois ajuda a promover a circulação, reduzir a tensão muscular e apoiar o bem-estar geral sem colocar estresse indevido no corpo. Aqui estão alguns exercícios suaves e práticas de movimento que podem proporcionar alívio:

1. **Caminhando** :
   - Fazer caminhadas curtas e tranquilas pode ajudar a aumentar a circulação, clarear a mente e melhorar o humor durante a doença. Procure um ritmo suave e ouça as dicas do seu corpo para evitar esforço excessivo.

2. **Ioga** :
   - Posturas e alongamentos suaves de ioga podem ajudar a aliviar a tensão muscular, melhorar a flexibilidade e promover o relaxamento. Escolha práticas restaurativas ou de ioga yin que se concentrem em alongamentos suaves, respiração profunda e atenção plena.

3. **Tai Chi** :
   - Tai Chi é uma forma suave de movimento que envolve movimentos lentos e fluidos e respiração profunda. Pode ajudar a melhorar o equilíbrio, a coordenação e o relaxamento, ao mesmo tempo que promove uma sensação de calma e bem-estar.

4. **Qi Gong** :
   - Qi Gong combina movimentos suaves, respiração e meditação para promover o fluxo de energia e o equilíbrio dentro do corpo. Pode ajudar a reduzir o estresse, aumentar a vitalidade e apoiar a função imunológica durante a doença.

5. **Pilates** :
- Pilates concentra-se na força central, flexibilidade e consciência corporal por meio de movimentos controlados e respiração. Escolha exercícios suaves de Pilates que enfatizem o alinhamento e movimentos de baixo impacto para apoiar a recuperação de doenças.

6. **Alongamento** :
- Exercícios suaves de alongamento podem ajudar a aliviar a rigidez e a tensão muscular, melhorar a flexibilidade e promover o relaxamento. Concentre-se em alongamentos lentos e controlados que atinjam áreas de tensão ou desconforto.

7. **Exercícios respiratórios** :
- Praticar exercícios de respiração profunda pode ajudar a reduzir o estresse, promover o relaxamento e apoiar a função respiratória durante a doença. Experimente a respiração diafragmática, a respiração alternada pelas narinas ou técnicas de relaxamento guiadas para acalmar a mente e o corpo.

8. **Natação ou Aeróbica Aquática** :
- Se você estiver com vontade, nadar suavemente ou fazer hidroginástica em uma piscina

aquecida pode proporcionar um alívio calmante para músculos e articulações doloridos, ao mesmo tempo que promove movimentos suaves e relaxamento.

9. **Alongamento Suave** :
   - Realize exercícios suaves de alongamento visando áreas de tensão, como alongamentos do pescoço, giros dos ombros e torções suaves. Mantenha cada alongamento por 15 a 30 segundos e evite saltar ou alongar demais.

10. **Movimento Consciente** :
    - Participe de atividades que promovam a atenção plena e a consciência do momento presente, como meditação andando, alongamento consciente ou práticas de movimentos suaves como Feldenkrais ou Técnica Alexander.

Ao praticar exercícios leves durante resfriados e gripes, ouça os sinais do seu corpo e evite se esforçar demais. Descanse conforme necessário, mantenha-se hidratado e priorize o autocuidado para apoiar os processos naturais de cura do seu corpo. Se sentir sintomas graves ou agravamento da doença, consulte um profissional de saúde antes de retomar os exercícios.

Ioga e alongamento são práticas excelentes para promover relaxamento, reduzir o estresse e aliviar tensões no corpo e na mente. Veja como você pode incorporar ioga e alongamento em sua rotina para relaxar durante resfriados e gripes:

1. **Poses suaves de ioga** :
 - Escolha posturas de ioga suaves que se concentrem na respiração profunda, alongamento suave e relaxamento. Posturas como postura de criança (Balasana), alongamento de gato-vaca e postura de pernas para cima na parede (Viparita Karani) podem ajudar a liberar a tensão e promover o relaxamento.

2. **Técnicas de respiração profunda** :
 - Pratique exercícios de respiração profunda, como a respiração diafragmática (também conhecida como respiração abdominal), para acalmar o sistema nervoso e induzir um estado de relaxamento. Combine respiração profunda com posturas suaves de ioga para obter benefícios adicionais de relaxamento.

3. **Yoga Restaurativo** :
 - A ioga restaurativa envolve posturas passivas e apoiadas, mantidas por longos períodos para promover relaxamento profundo e alívio do

estresse. Use adereços como cobertores, almofadas e travesseiros para apoiar seu corpo em posturas suaves e repousantes, como postura de ponte apoiada ou postura reclinada em ângulo limitado.

4. **Dobra Sentado para a Frente (Paschimottanasana)** :
 - Sente-se no chão com as pernas estendidas à sua frente. Dobre lentamente para a frente a partir dos quadris, estendendo as mãos em direção aos pés ou apoiando-as nas pernas. Mantenha a coluna alongada e a respiração profunda enquanto alonga suavemente a parte de trás do corpo. Mantenha a postura por várias respirações e depois solte lentamente.

5. **Alongamentos de pescoço e ombros** :
 - Alongue suavemente o pescoço e os ombros para aliviar a tensão e promover o relaxamento. Experimente girar suavemente o pescoço, encolher os ombros e alongar o pescoço lateralmente para liberar a tensão na parte superior do corpo.

6. **Torção Supina** :
 - Deite-se de costas com os joelhos dobrados e os pés apoiados no chão. Estenda os braços para os lados na posição T. Abaixe lentamente os joelhos para o lado, mantendo os ombros no chão. Segure a

torção por algumas respirações e depois troque de lado. Essa postura ajuda a liberar a tensão na coluna e promove relaxamento.

7. **Savasana (postura do cadáver)** :
- Termine a sua sessão de ioga ou alongamento com Savasana, uma postura de relaxamento total. Deite-se de costas com as pernas estendidas e os braços ao lado do corpo, com as palmas voltadas para cima. Feche os olhos e deixe seu corpo relaxar completamente, concentrando-se na respiração e liberando a tensão a cada expiração.

8. **Relaxamento ou Meditação Guiada** :
- Incorpore práticas guiadas de relaxamento ou meditação em sua rotina de ioga ou alongamento para aumentar o relaxamento e promover a calma mental. Use imagens suaves, música suave ou gravações de meditação guiada para guiá-lo a um estado de relaxamento profundo.

Ao incorporar práticas de ioga e alongamento em sua rotina, você pode promover relaxamento, reduzir o estresse e aliviar a tensão no corpo e na mente, apoiando o seu bem-estar geral durante resfriados e gripes. Lembre-se de ouvir o seu corpo e modificar as posturas conforme necessário para se adequar ao seu nível de conforto e ao seu estado de saúde atual.

Capítulo 11

Remédios caseiros para crianças

Os remédios caseiros para crianças podem proporcionar um alívio suave dos sintomas de resfriados e gripes, ao mesmo tempo que apoiam o sistema imunológico e o bem-estar geral. Aqui estão alguns remédios caseiros eficazes e seguros para crianças:

1. **Bastante descanso** :
   - Certifique-se de que seu filho descanse bastante para apoiar os processos naturais de cura do corpo. Incentive atividades tranquilas, como ler, colorir ou assistir filmes, para ajudá-los a relaxar e se recuperar.

2. **Hidratação** :
   - Mantenha seu filho bem hidratado oferecendo bastante líquido como água, chás de ervas, sucos de frutas diluídos e caldos claros. Manter-se hidratado ajuda a aliviar dores de garganta, diluir o muco e prevenir a desidratação.

3. **Líquidos Quentes** :
   - Ofereça líquidos quentes, como chás de ervas, água morna com mel ou caldo de galinha para

ajudar a aliviar dores de garganta, aliviar congestão e proporcionar conforto.

4. **Umidificador** :
   - Use um umidificador de névoa fria no quarto do seu filho para adicionar umidade ao ar e ajudar a aliviar a congestão e a tosse. Limpe o umidificador regularmente para evitar o crescimento de mofo e bactérias.

5. **Gotas Salinas Nasais** :
   - Use gotas nasais salinas ou spray para ajudar a aliviar a congestão nasal e limpar o muco das passagens nasais do seu filho. As gotas salinas são seguras e suaves para crianças de todas as idades.

6. **Terapia a Vapor** :
   - Crie um ambiente úmido no banheiro abrindo um chuveiro ou banheira quente e sentando-se com seu filho na sala cheia de vapor por alguns minutos. O vapor ajuda a aliviar a congestão e a facilitar a respiração.

7. **Querida** :
   - Para crianças com mais de um ano de idade, o mel pode ajudar a aliviar a tosse e a dor de garganta. Ofereça apenas uma colher de chá de mel ou misture com água morna ou chá de ervas. Nunca

dê mel a crianças menores de um ano devido ao risco de botulismo infantil.

8. **Gargarejo com Sal Quente** :
- Para crianças mais velhas que conseguem gargarejar com segurança, um gargarejo com água salgada morna pode ajudar a aliviar dores de garganta e reduzir a inflamação. Misture uma colher de chá de sal em água morna e faça seu filho gargarejar com a solução por alguns segundos antes de cuspi-la.

9. **Canja de Galinha** :
- Canja de galinha quente pode proporcionar nutrição, hidratação e conforto para crianças com resfriados e gripes. A canja de galinha caseira com vegetais contém nutrientes que apoiam a função imunológica e promovem a cura.

10. **Nutrição Adequada** :
- Ofereça ao seu filho uma dieta balanceada rica em frutas, vegetais, grãos integrais e proteínas magras para apoiar o sistema imunológico e a saúde geral. Limite lanches açucarados e alimentos processados que podem enfraquecer a imunidade.

11. **Incentive o sopro nasal** :
   - Ensine seu filho a assoar o nariz suavemente para ajudar a eliminar a congestão e aliviar o desconforto. Forneça lenços macios ou lenços umedecidos para evitar irritação da pele ao redor do nariz.

12. **Compressas Quentes** :
   - Aplique uma toalha quente e úmida na testa, nos seios da face ou no peito do seu filho para ajudar a aliviar a congestão, aliviar a tensão muscular e proporcionar conforto.

Sempre consulte o pediatra do seu filho antes de administrar qualquer remédio caseiro, especialmente se o seu filho tiver problemas de saúde subjacentes ou estiver tomando medicamentos. Além disso, monitore de perto os sintomas do seu filho e procure atendimento médico se eles piorarem ou persistirem por um longo período.

Remédios seguros e eficazes para crianças podem ajudar a aliviar os sintomas de resfriados e gripes, ao mesmo tempo que apoiam o sistema imunológico e o bem-estar geral. Aqui estão alguns remédios recomendados:

1. **Hidratação** :
    - Incentive seu filho a beber bastante líquido, como água, chás de ervas, sucos de frutas diluídos e caldos claros para se manter hidratado e ajudar a liberar o muco.

2. **Descanso** :
    - Certifique-se de que seu filho descanse bastante para apoiar o processo de cura do corpo. Permita que eles fiquem em casa, longe da escola ou da creche, para descansar e se recuperar totalmente.

3. **Gotas Salinas Nasais** :
    - Use gotas nasais salinas ou spray para ajudar a aliviar a congestão nasal e limpar o muco das passagens nasais do seu filho. As gotas salinas são seguras e suaves para crianças de todas as idades.

4. **Umidificador** :
    - Use um umidificador de névoa fria no quarto do seu filho para adicionar umidade ao ar e ajudar a aliviar a congestão, a tosse e a dor de garganta. Limpe o umidificador regularmente para evitar o crescimento de mofo e bactérias.

5. **Líquidos Quentes** :
- Ofereça líquidos quentes, como chás de ervas, água morna com mel ou caldo de galinha para aliviar dores de garganta, aliviar a tosse e proporcionar conforto.

6. **Querida** :
- Para crianças com mais de um ano de idade, o mel pode ajudar a aliviar a tosse e aliviar dores de garganta. Ofereça apenas uma colher de chá de mel ou misture com água morna ou chá de ervas. Não dê mel a crianças menores de um ano devido ao risco de botulismo infantil.

7. **Canja de Galinha** :
- Canja de galinha quente pode proporcionar nutrição, hidratação e conforto para crianças com resfriados e gripes. A canja de galinha caseira com vegetais contém nutrientes que apoiam a função imunológica e promovem a cura.

8. **Nutrição Adequada** :
- Ofereça ao seu filho uma dieta balanceada rica em frutas, vegetais, grãos integrais e proteínas magras para apoiar o sistema imunológico e a saúde geral. Limite lanches açucarados e alimentos processados que podem enfraquecer a imunidade.

9. **Lavagem frequente das mãos** :
- Incentive o seu filho a lavar as mãos frequentemente com água e sabão para evitar a propagação de germes e reduzir o risco de infecção.

10. **Banhos Quentes** :
- Um banho quente pode ajudar a relaxar os músculos do seu filho, aliviar a congestão e proporcionar conforto relaxante. Adicione algumas gotas de óleo essencial de eucalipto ou lavanda à água do banho para suporte respiratório adicional e relaxamento.

11. **Elevando a Cabeça** :
- Eleve a cabeça do seu filho enquanto dorme para ajudar a aliviar a congestão e promover uma melhor respiração. Use travesseiros extras ou levante ligeiramente a cabeceira da cama para obter uma elevação confortável.

12. **Medicamentos de venda livre** :
- Use medicamentos de venda livre, como paracetamol ou ibuprofeno infantil, para reduzir a febre e aliviar a dor, se recomendado pelo pediatra do seu filho. Siga cuidadosamente as instruções de dosagem com base na idade e peso do seu filho.

Sempre consulte o pediatra do seu filho antes de administrar qualquer remédio caseiro ou medicamento de venda livre, especialmente se o seu filho tiver problemas de saúde subjacentes ou estiver tomando medicamentos. Além disso, monitore de perto os sintomas do seu filho e procure atendimento médico se eles piorarem ou persistirem por um longo período.

A dosagem e os cuidados na administração de remédios em crianças são essenciais para garantir sua segurança e eficácia. Aqui estão algumas diretrizes gerais:

1. **Dosagem** :
   - Siga sempre as instruções de dosagem recomendadas fornecidas na embalagem do produto ou conforme orientação do médico do seu filho. As dosagens podem variar de acordo com a idade, peso e condição de saúde específica do seu filho.

2. **Adequação à idade** :
   - Verifique as recomendações de idade de cada remédio para garantir que seja adequado à faixa etária do seu filho. Alguns remédios podem não ser seguros para bebês ou crianças pequenas, enquanto

outros podem ter formulações específicas para diferentes faixas etárias.

3. **Consideração de peso** :
   - Preste atenção às recomendações de dosagem com base no peso do seu filho, principalmente de medicamentos e suplementos. Use um gráfico de dosagem pediátrica ou consulte o médico do seu filho se não tiver certeza sobre a dosagem apropriada.

4. **Administração** :
   - Administrar remédios na forma e método apropriados, conforme indicado. Por exemplo, alguns medicamentos podem precisar ser administrados com alimentos para reduzir dores de estômago, enquanto outros podem precisar ser diluídos em água ou suco para facilitar a ingestão.

5. **Frequência** :
   - Siga a frequência de dosagem recomendada para cada remédio. Evite dar medicamentos ou suplementos com mais frequência do que o recomendado, a menos que seja aconselhado pelo médico do seu filho.

6. **Precauções** :
- Esteja ciente de quaisquer possíveis efeitos colaterais ou contra-indicações associados aos remédios que você está usando. Monitore seu filho de perto quanto a quaisquer reações adversas e interrompa o uso, se necessário.

7. **Alergias e Sensibilidades** :
- Esteja atento a quaisquer alergias ou sensibilidades que seu filho possa ter aos ingredientes dos remédios. Verifique os rótulos dos produtos para obter informações sobre alérgenos e consulte o médico do seu filho se tiver dúvidas.

8. **Interação com Medicamentos** :
- Se o seu filho estiver tomando algum medicamento prescrito, consulte o médico antes de administrar qualquer remédio ou suplemento sem receita para evitar possíveis interações.

9. **Armazenamento** :
- Guarde os remédios fora do alcance das crianças e de acordo com as instruções do fabricante. Mantenha os medicamentos e suplementos em suas embalagens originais e longe do calor, umidade e luz solar direta.

10. **Procure orientação médica** :
- Se você tiver alguma dúvida ou preocupação sobre dosagem, administração ou precauções de segurança, consulte o médico do seu filho antes de administrar qualquer remédio. Eles podem fornecer orientação personalizada com base nas necessidades individuais e no estado de saúde do seu filho.

Seguindo a dosagem e as precauções adequadas, você pode garantir o uso seguro e eficaz de remédios para os sintomas de resfriado e gripe do seu filho. Priorize sempre a segurança e o bem-estar do seu filho e procure orientação médica se tiver alguma dúvida ou preocupação.

Capítulo 12

Quando procurar atendimento médico

É importante monitorar de perto os sintomas do seu filho e procurar atendimento médico se ocorrer alguma das seguintes situações:

1. **Febre Alta** :
   - Se o seu filho tiver febre de 38°C (100,4°F) ou superior, especialmente se tiver menos de três meses de idade, procure orientação médica. Febre persistente ou alta pode indicar uma infecção mais grave que pode exigir atenção médica.

2. **Dificuldade em respirar** :
   - Se seu filho estiver com dificuldade para respirar, respiração rápida ou respiração ofegante, procure atendimento médico imediato. Esses sintomas podem indicar dificuldade respiratória ou infecção que requer avaliação e tratamento imediatos.

3. **Sintomas graves ou persistentes** :
   - Se os sintomas do seu filho forem graves, piorarem ou persistirem por mais de alguns dias, consulte o seu médico. Isso inclui sintomas como

tosse intensa, dor no peito, vômitos persistentes ou fadiga extrema.

4. **Desidratação** :
   - Fique atento a sinais de desidratação, incluindo diminuição da produção de urina, boca seca, olhos fundos, letargia ou sede extrema. Se você suspeitar que seu filho está desidratado, procure atendimento médico imediatamente, especialmente se ele não tolerar líquidos ou estiver com diarreia ou vômito.

5. **Dor ou desconforto intenso** :
   - Se seu filho estiver sentindo muita dor, desconforto ou angústia, procure orientação médica. Isso pode incluir forte dor de cabeça, dor de ouvido, dor abdominal ou qualquer outra dor localizada que esteja causando desconforto significativo.

6. **Sintomas Persistentes de Alto Risco** :
   - Se o seu filho tiver problemas de saúde subjacentes, como asma, diabetes ou distúrbios imunológicos, ou se tiver maior risco de complicações devido à idade (por exemplo, bebês, idosos), consulte o médico para obter orientação sobre como controlar os sintomas. e quando procurar atendimento médico.

7. **Sintomas incomuns** :
- Se o seu filho desenvolver sintomas ou reações incomuns a remédios ou medicamentos, como erupção cutânea, inchaço, tontura ou alterações comportamentais, interrompa o tratamento e procure orientação médica.

8. **Preocupações ou Dúvidas** :
- Se você tiver alguma preocupação ou dúvida sobre a condição, sintomas ou tratamento do seu filho, não hesite em entrar em contato com o médico para obter orientação e aconselhamento. Confie nos seus instintos como pai e procure atendimento médico se achar que a condição do seu filho o justifica.

É sempre melhor agir com cautela e procurar atendimento médico se não tiver certeza sobre os sintomas do seu filho ou se tiver alguma preocupação sobre sua saúde e bem-estar. O médico do seu filho pode fornecer orientações e recomendações personalizadas com base nas necessidades e circunstâncias individuais.

Os sinais de complicações durante um resfriado ou gripe que podem exigir atenção médica incluem:

1. **Febre Alta** :
   - Uma febre persistente de 38°C (100,4°F) ou superior, especialmente em crianças com menos de três meses de idade, justifica atenção médica. A febre alta pode indicar uma infecção ou complicação mais grave.

2. **Dificuldade em respirar** :
   - Dificuldade em respirar, respiração rápida ou superficial, chiado no peito ou dor no peito ao respirar podem indicar complicações respiratórias, como pneumonia ou bronquite.

3. **Tosse Persistente** :
   - Uma tosse que persista por mais de duas semanas ou que piore com o tempo, especialmente se produzir muco espesso, amarelo ou verde, pode indicar uma infecção ou complicação respiratória.

4. **Forte dor de cabeça** :
   - Dor de cabeça intensa ou persistente, especialmente se acompanhada de febre, rigidez de nuca, sensibilidade à luz, confusão ou alterações no estado mental, pode indicar meningite ou outra condição grave.

5. **Dor de garganta intensa** :
   - Dor intensa de garganta, dificuldade para engolir ou incapacidade de abrir totalmente a boca podem indicar amigdalite, infecção de garganta ou outra infecção bacteriana que requer avaliação médica.

6. **Dor de ouvido** :
   - Dor de ouvido persistente, especialmente acompanhada de febre, drenagem do ouvido ou alterações na audição, pode indicar uma infecção no ouvido que requer tratamento médico.

7. **Dor no peito** :
   - Dor ou desconforto no peito, especialmente se piorar com respiração profunda ou tosse, pode indicar inflamação da parede torácica (costocondrite), pleurisia ou outras complicações pulmonares.

8. **Desidratação** :
   - Sinais de desidratação, como boca seca, diminuição da produção de urina, olhos fundos, letargia ou sede extrema, podem ocorrer se o seu filho não conseguir beber líquidos suficientes devido a doença.

9. **Piora dos sintomas** :
- Quaisquer sintomas que piorem com o tempo ou não melhorem com remédios caseiros, como febre persistente, tosse, fadiga ou fraqueza, podem indicar necessidade de avaliação médica.

10. **Diminuição do nível de atividade** :
- Uma diminuição significativa no nível de atividade, energia ou capacidade de resposta do seu filho, especialmente se acompanhada por outros sintomas preocupantes, pode indicar uma doença ou complicação mais grave.

11. **Convulsões** :
- Convulsões, convulsões ou perda de consciência podem ocorrer em casos graves de gripe ou outras infecções e requerem atenção médica imediata.

Se você notar algum desses sinais de complicações ou tiver dúvidas sobre a saúde do seu filho, é importante procurar atendimento médico imediatamente. O médico do seu filho pode avaliar os sintomas, fornecer o tratamento adequado e ajudar a prevenir complicações futuras.

Consultar um profissional de saúde é essencial se você observar algum dos seguintes sinais preocupantes ou se tiver dúvidas ou perguntas sobre a saúde do seu filho durante um resfriado ou gripe:

1. **Febre Alta Persistente** :
    - Se o seu filho tiver febre de 38°C (100,4°F) ou superior que persista por mais de alguns dias, especialmente se tiver menos de três meses de idade, consulte o seu médico para obter orientação.

2. **Dificuldade em respirar** :
    - Se seu filho sentir dificuldade para respirar, respiração rápida, chiado no peito ou dor no peito ao respirar, procure atendimento médico imediatamente, pois isso pode indicar complicações respiratórias.

3. **Sintomas graves** :
    - Se o seu filho apresentar sintomas graves, como dor de cabeça intensa, vômitos persistentes, dor no peito ou confusão, consulte um profissional de saúde para avaliação e tratamento.

4. **Desidratação** :
    - Sinais de desidratação, como boca seca, diminuição da produção de urina, olhos fundos,

letargia ou sede extrema, requerem avaliação médica e podem necessitar de fluidos intravenosos.

5. **Piora dos sintomas** :
   - Se os sintomas do seu filho piorarem ou não melhorarem com remédios caseiros, ou se desenvolverem sintomas novos ou incomuns, consulte o seu médico para avaliação e tratamento adequado.

6. **Condições de Saúde Subjacentes** :
   - Se o seu filho tiver problemas de saúde subjacentes, como asma, diabetes ou distúrbios imunológicos, ou se tiver maior risco de complicações devido à idade ou ao histórico médico, consulte o seu médico para obter orientação e tratamento personalizados.

7. **Preocupações ou Dúvidas** :
   - Se você tiver alguma preocupação, dúvida ou incerteza sobre a saúde, os sintomas ou o tratamento do seu filho, não hesite em entrar em contato com o médico para obter aconselhamento e garantias.

8. **Interações com medicamentos ou suplementos** :
- Se o seu filho estiver tomando algum medicamento ou suplemento prescrito, consulte o médico antes de administrar qualquer remédio sem receita para evitar possíveis interações ou efeitos adversos.

9. **Medidas Preventivas** :
- Consultar um profissional de saúde também pode ser benéfico para orientações sobre medidas preventivas, como vacinação, higiene adequada das mãos e recomendações de estilo de vida para reduzir o risco de resfriados e gripes.

10. **Cuidados de Acompanhamento** :
- Acompanhe o médico do seu filho conforme recomendado, especialmente se os sintomas persistirem ou se apresentarem infecções ou complicações recorrentes.

Ao consultar um profissional de saúde, você pode receber orientação especializada, garantias e tratamento adequado para os problemas de saúde do seu filho, garantindo seu bem-estar e recuperação imediata de resfriados e gripes.

Conclusão

Concluindo, resfriados e gripes são infecções virais comuns que podem afetar crianças, causando sintomas como febre, tosse, congestão e dor de garganta. Embora estas doenças sejam geralmente ligeiras e autolimitadas, por vezes podem levar a complicações, especialmente em crianças pequenas ou naquelas com problemas de saúde subjacentes. No entanto, com cuidados e gestão adequados, a maioria das crianças pode recuperar totalmente de constipações e gripes sem complicações.

Os remédios caseiros naturais podem proporcionar alívio seguro e eficaz dos sintomas, apoiar a função imunológica e promover o bem-estar geral das crianças. Desde hidratação e descanso até remédios fitoterápicos, terapia a vapor e exercícios suaves, existem várias estratégias que os pais podem usar para aliviar o desconforto e ajudar seus filhos a se recuperarem mais rapidamente.

É essencial que os pais estejam atentos aos sinais de complicações e procurem atendimento médico se os sintomas do filho piorarem ou se tiverem preocupações com a saúde. Consultar um profissional de saúde pode fornecer tranquilidade, orientação e tratamento adequado para garantir o melhor resultado possível para a criança.

Ao seguir medidas preventivas, promover boas práticas de higiene e fornecer cuidados de apoio, os pais podem ajudar a proteger os seus filhos contra constipações e gripes, ao mesmo tempo que apoiam a sua saúde e bem-estar durante todo o ano. Com atenção e cuidados adequados, as crianças podem se recuperar da doença e continuar a prosperar.

Aqui está uma recapitulação dos pontos-chave sobre o manejo de resfriados e gripes em crianças:

1. **Compreendendo resfriados e gripes** :
   - Resfriados e gripes são infecções virais comuns em crianças, caracterizadas por sintomas como febre, tosse, congestão e dor de garganta.

2. **Importância dos remédios caseiros naturais** :
   - Remédios caseiros naturais podem proporcionar alívio seguro e eficaz dos sintomas, apoiar a função imunológica e promover o bem-estar geral das crianças.

3. **Medidas Preventivas** :
- Medidas preventivas como higiene adequada das mãos, vacinação e hábitos de vida saudáveis podem ajudar a reduzir o risco de constipações e gripes nas crianças.

4. **Hidratação e Descanso** :
- Garantir hidratação e descanso adequados é essencial para apoiar os processos naturais de cura do corpo e promover a recuperação de doenças.

5. **Remédios e suplementos fitoterápicos** :
- Remédios e suplementos fitoterápicos como mel, equinácea, vitamina C e zinco podem ajudar a aliviar os sintomas e apoiar a função imunológica em crianças.

6. **Práticas de Higiene** :
- Praticar bons hábitos de higiene, como lavar frequentemente as mãos, cobrir tosses e espirros e evitar contacto próximo com pessoas doentes, pode ajudar a prevenir a propagação de constipações e gripes.

7. **Consultando um Profissional de Saúde** :
- Os pais devem consultar um profissional de saúde se os sintomas do seu filho piorarem, persistirem ou se tiverem preocupações com a sua

saúde. Atenção médica imediata pode ser necessária em casos de sintomas ou complicações graves.

8. **Monitoramento de Complicações** :
    - Os pais devem monitorar seus filhos de perto quanto a sinais de complicações, como febre alta, dificuldade em respirar, dor de cabeça intensa ou desidratação, e procurar atendimento médico, se necessário.

9. **Cuidados de Acompanhamento** :
    - Pode ser necessário acompanhamento com um profissional de saúde, especialmente se os sintomas persistirem ou se a criança tiver problemas de saúde subjacentes.

10. **Promovendo o bem-estar geral** :
    - Apoiar o bem-estar geral de uma criança através de uma nutrição saudável, sono adequado, exercício regular e apoio emocional pode ajudar a fortalecer o seu sistema imunitário e a sua resiliência contra doenças.

Ao estarem conscientes destes pontos-chave e implementarem estratégias adequadas, os pais podem gerir eficazmente as constipações e gripes nas crianças e promover a sua saúde e bem-estar ao longo do ano.

Capacitar práticas de autocuidado para gripes e resfriados pode ajudar os indivíduos a assumir o controle de sua saúde e bem-estar, ao mesmo tempo que gerenciam os sintomas e promovem a recuperação. Aqui estão algumas práticas de autocuidado para resfriados e gripes:

1. **Mantenha-se hidratado** :
 - Beba muitos líquidos, como água, chás de ervas, caldos claros e bebidas ricas em eletrólitos para se manter hidratado e ajudar a liberar o muco.

2. **Descanse e Durma** :
 - Descanse e durma bastante para apoiar os processos naturais de cura do corpo e conservar energia para combater infecções.

3. **Dieta Nutritiva** :
 - Faça uma dieta balanceada, rica em frutas, vegetais, grãos integrais e proteínas magras para fornecer nutrientes essenciais que apoiam a função imunológica e a saúde geral.

4. **Remédios fitoterápicos** :
   - Use remédios fitoterápicos como mel, gengibre, alho e equinácea para ajudar a aliviar os sintomas e apoiar a função imunológica.

5. **Líquidos Quentes** :
   - Beba líquidos quentes, como chás de ervas, água morna com mel e limão ou caldo de galinha para aliviar a dor de garganta, aliviar a congestão e proporcionar conforto.

6. **Terapia a Vapor** :
   - Use a terapia a vapor inalando o vapor de um banho quente ou de uma tigela de água quente com óleos essenciais para ajudar a aliviar a congestão e facilitar a respiração.

7. **Irrigação Nasal** :
   - Use irrigação nasal com solução salina ou sprays nasais com solução salina para ajudar a limpar as passagens nasais e aliviar a congestão.

8. **Umidificação** :
   - Use um umidificador em sua casa para adicionar umidade ao ar e prevenir o ressecamento, que pode agravar os sintomas respiratórios.

9. **Alívio da dor** :
   - Use analgésicos de venda livre, como paracetamol ou ibuprofeno, para reduzir a febre e aliviar dores, se necessário.

10. **Limitar Exposição** :
    - Evite o contacto próximo com indivíduos doentes e pratique bons hábitos de higiene, como lavar frequentemente as mãos, para evitar a propagação dos vírus da constipação e da gripe.

11. **Gerenciar o estresse** :
    - Pratique técnicas de redução do estresse, como respiração profunda, meditação, ioga ou exercícios leves, para ajudar a controlar o estresse e apoiar a função imunológica.

12. **Monitorar sintomas** :
    - Acompanhe os seus sintomas e procure atendimento médico se eles piorarem ou se você tiver preocupações com sua saúde.

Ao incorporar essas práticas de autocuidado em sua rotina, você pode capacitar-se para gerenciar com eficácia os sintomas de gripes e resfriados, apoiar seu sistema imunológico e promover o bem-estar geral. No entanto, se os sintomas persistirem ou piorarem, é importante consultar um profissional de saúde para avaliação e tratamento adequados.

www.ingramcontent.com/pod-product-compliance
Lightning Source LLC
Chambersburg PA
CBHW050257230526
45471CB00005B/1926